# A savoir

# avant d'être

# *Aide-Soignant*

# *en Réanimation*

*MARTIN STERLING*

# Table des matières

**Introduction**                                                          11

  • Le rôle de l'aide-soignant en réanimation              11

  • Pourquoi ce guide : le besoin de réalité                    12
    derrière la théorie

**Chapitre 1 : Contexte et Fondamentaux**              15

  • Historique de la réanimation                                  15

  • Origines et évolution                                            16

  • Impact des avancées                                            18
    technologiques

  • Les bases de la réanimation                                20

  • Principales interventions et                                  22
    urgences

  • Appareils et dispositifs courants en                    25
    réanimation

**Chapitre 2 : Le Quotidien de l'Aide-Soignant          28
en Réanimation**

  • Routine journalière                                                28

  • Accueil du patient                                                30

  • Surveillance et prise des constantes                    32

  • Les gestes d'hygiène et de confort                      35

  • Interactions au sein de l'équipe                            37

  • Communication avec le personnel                        39
    infirmier et médical

- Soutien aux autres membres de l'équipe     41

**Chapitre 3 : Compétences Techniques**     44

- Manipulation des dispositifs médicaux     44
- Gestion des voies respiratoires     46
- Aides à la mobilisation et au transfert des patients     48
- Protocoles d'urgence     50
- Identification des signes de détresse     52
- Procédures en cas de codes d'urgence     54

**Chapitre 4 : Gestion des Émotions et des Situations Difficiles**     57

- Les situations émotionnellement chargées     57
- Annonce de mauvaises nouvelles     59
- Gestion des décès en réanimation     60
- Self-care et prévention du burnout     62
- Stratégies de gestion du stress     63
- Importance de la supervision et du soutien psychologique     65

**Chapitre 5 : Communication et Relationnel**     68

- Établir un lien de confiance     68
- Techniques de communication avec le patient     70
- Rôle de l'écoute active     72
- Collaboration avec les familles     74

- Accompagnement et soutien    76

- Gérer les attentes et les angoisses des proches    79

**Chapitre 6 : Sécurité et Prévention**    82

- Protocoles d'hygiène    82

- Prévention des infections nosocomiales    84

- Utilisation correcte des équipements de protection individuelle    86

- Sécurité des patients    88

- Prévention des chutes    90

- Gestion des patients agités ou confus    92

**Chapitre 7 : Aspects Juridiques en Réanimation**    96

- Droits du patient    96

- Consentement et refus de traitement    98

- Confidentialité et protection des données    101

- Responsabilités de l'aide-soignant    103

- Cadre juridique de l'intervention    105

- Gestion des erreurs et incidents    107

**Chapitre 8 : Innovation et Technologie en Réanimation**    109

- Aperçu des nouvelles technologies    109

- Machines de ventilation de nouvelle génération    111

• Monitorage avancé 113

• L'impact de la digitalisation 114

• Dossiers médicaux électroniques 116

• Télémédecine et collaboration à distance 118

**Chapitre 9 : Retours d'Expériences** 121

• Témoignages d'aides-soignants 121

• Les défis et les succès 122

• Moments marquants en réanimation 124

• Conseils pour les nouveaux entrants 125

• Erreurs à éviter 127

• Astuces pour un début réussi dans le service 129

**Chapitre 10 : Perspectives d'Avenir** 132

• Tendances en soins intensifs 132

• Évolutions prévisibles de la médecine de réanimation 134

• Rôle changeant de l'aide-soignant face à ces évolutions 136

• Challenges futurs pour l'aide-soignant 138

• Adaptation aux nouvelles technologies 140

• Répondre aux besoins croissants en matière de soins spécialisés 142

**Chapitre 11 : Éthique et Déontologie** 145

• Principes éthiques en réanimation 145

- Consentement éclairé et autonomie du patient ... 147

- Limitation et arrêt des thérapeutiques ... 149

- Situations délicates ... 150

- Dilemmes éthiques courants ... 152

- Confrontation avec les croyances et valeurs des patients/familles ... 153

**Chapitre 12 : Évolution Professionnelle et Formation Continue** ... 155

- Possibilités de spécialisation ... 155

- Formation en réanimation pédiatrique, cardiaque, etc. ... 157

- Rôle de l'aide-soignant spécialisé ... 159

- La valeur de la formation continue ... 160

- Actualisation des compétences ... 162

- Opportunités de carrière ... 164

**Conclusion** ... 166

La fierté d'être aide-soignant en réanimation ... 166

- Les défis et les récompenses du métier ... 167

- Glossaire des termes médicaux courants en réanimation ... 170

- Ressources pour la formation continue et le développement professionnel ... 171

« *La réanimation n'est pas seulement une science médicale, c'est l'art de raviver l'espoir lorsque tout semble perdu.* »

# INTRODUCTION

## Le rôle de l'aide-soignant en réanimation

L'aide-soignant en réanimation incarne un maillon essentiel dans la chaîne des soins médicaux. Sa présence en réanimation ne se résume pas uniquement à un ensemble de tâches techniques ou administratives ; elle constitue le cœur palpitant du service, jouant un rôle pivot entre le patient, sa famille et l'équipe médicale. Dans un environnement où la vie côtoie parfois la mort, où chaque seconde peut faire la différence, l'aide-soignant se tient tel un phare, garantissant la stabilité et l'humanité dans le tumulte.

En entrant dans une unité de réanimation, on peut facilement être submergé par le bruit des machines, les alarmes incessantes et le ballet constant des médecins et infirmiers. Cependant, derrière ce voile de technicité, l'aide-soignant veille. Il est celui qui observe, celui qui écoute, celui qui ressent. Ses compétences techniques sont indéniables : la prise des constantes, l'aide au transfert, la gestion des voies respiratoires, ou encore les soins d'hygiène. Mais au-delà de cela, l'aide-soignant est le gardien du bien-être du patient, veillant à son confort, à sa dignité et à sa sécurité.

L'aide-soignant établit souvent le premier contact humain avec le patient et sa famille. Dans un monde de tubes, de fils et de machines, il est la main rassurante qui se tend, le regard empathique qui se croise, la voix douce qui explique. C'est lui qui décrypte les signes non-verbaux d'un patient intubé, qui détecte une gêne ou une douleur avant qu'elle ne devienne un problème majeur.

La réanimation est un univers où les émotions sont à vif, où l'espoir et la peur dansent constamment. L'aide-soignant se fait alors le porteur de ces émotions, non seulement en les ressentant lui-même, mais aussi en accompagnant les autres à les traverser. Il est souvent le témoin privilégié des petites victoires, comme un patient qui respire de nouveau seul, ou des moments de tristesse, comme la perte d'un être cher.

De plus, en réanimation, l'aide-soignant ne travaille jamais seul. Il collabore étroitement avec les infirmiers, les médecins et toute l'équipe soignante. Cette collaboration est essentielle pour garantir une prise en charge optimale du patient. Chacun apporte sa pierre à l'édifice, et l'aide-soignant est le ciment qui lie ces pierres ensemble, assurant une cohérence dans les soins et la communication.

L'aide-soignant en réanimation n'est pas seulement un exécutant de tâches médicales. Il est le gardien du côté humain des soins intensifs, le relais entre le patient et la médecine, le coeur qui bat au centre de la tempête. Dans un univers où la technologie et l'humanité se croisent, son rôle est irremplaçable.

## Pourquoi ce guide : le besoin de réalité derrière la théorie

La médecine, dans son essence, est une science. Elle repose sur des connaissances accumulées, des recherches rigoureuses et des protocoles éprouvés. Cependant, la pratique médicale, particulièrement en réanimation, est autant un art qu'une science. C'est dans cet interstice entre la théorie et la réalité du terrain que ce guide trouve sa raison d'être.

Les manuels médicaux regorgent d'informations sur les techniques, les pathologies et les traitements. Ils détaillent le comment et le pourquoi, mais ils peinent souvent à transmettre le ressenti, cette réalité palpable et tangible du quotidien en réanimation. Ce guide aspire à combler cette lacune, offrant une plongée profonde dans la vie réelle d'un aide-soignant en réanimation, une vie marquée par des défis constants, des moments de joie, de tristesse, d'espoir et de désespoir.

La théorie, bien que cruciale, ne peut préparer un individu à la première fois où il sera confronté à un patient en détresse respiratoire, ou à la douleur de devoir consoler une famille endeuillée. Elle ne peut pas non plus enseigner comment gérer la fatigue après une longue garde, ou comment trouver l'équilibre entre le besoin de prendre soin des autres et de soi-même. C'est la réalité qui inculque ces leçons, et c'est cette réalité que ce guide souhaite partager.

En outre, chaque unité de réanimation, chaque équipe et chaque patient est unique. Les défis rencontrés par un aide-soignant dans un hôpital de campagne peuvent être radicalement différents de ceux d'un grand centre hospitalier universitaire. Par conséquent, en partageant diverses expériences et perspectives, ce guide espère offrir une vision globale, tout en mettant en évidence les nuances et particularités de chaque contexte.

Enfin, ce guide se veut un compagnon pour les aides-soignants, qu'ils soient novices ou expérimentés. Pour le novice, il offre un aperçu de ce qui l'attend, une préparation mentale et émotionnelle à la réalité du terrain. Pour l'expérimenté, il offre une opportunité de réflexion, une chance de voir ses propres expériences sous un nouvel angle, et peut-être, de découvrir de nouvelles façons d'aborder des situations familières.

Ainsi, ce guide ne vise pas à remplacer les manuels médicaux traditionnels, mais plutôt à les compléter, en ajoutant une dimension humaine à la science de la réanimation. Car, au bout du compte, c'est cette humanité, cette capacité à connecter et à prendre soin, qui est au cœur du rôle de l'aide-soignant.

# Chapitre 1 :
# CONTEXTE ET FONDAMENTAUX

## Historique de la réanimation

La réanimation est une spécialité médicale relativement jeune, mais les racines de ses pratiques remontent à des siècles. C'est l'histoire d'une quête incessante de l'humanité pour surmonter la frontière ténue entre la vie et la mort, une histoire marquée par des avancées, des erreurs, des triomphes et des tragédies.

Au commencement, les tentatives de réanimation se concentraient sur la reprise de la respiration. Les anciens Egyptiens utilisaient des tubes pour insuffler de l'air dans les voies respiratoires des personnes décédées, dans l'espoir de les ramener à la vie. Les sociétés anciennes, comme la Grèce et Rome, ont documenté des méthodes pour "ressusciter" les noyés, notamment en les positionnant de manière à évacuer l'eau de leurs poumons, puis en appliquant une pression rythmique sur leur thorax.

L'Europe médiévale a vu l'émergence de méthodes plus structurées. Les bourreaux, paradoxalement, étaient parfois appelés pour tenter de ressusciter les personnes pendues. Des techniques telles que le réchauffement du corps, le frottement vigoureux et l'administration de fumée de tabac par rectum étaient couramment utilisées.
Le 18e siècle a vu la création des premières sociétés de réanimation, principalement axées sur le sauvetage des noyés. Des méthodes comme la ventilation à la bouche ou l'utilisation de cloches d'air manuelles sont devenues plus courantes.

L'évolution technologique du 20e siècle a profondément transformé la réanimation. L'apparition des défibrillateurs dans les années 1950 a permis la réanimation des patients souffrant d'arythmies cardiaques fatales. Le développement de la ventilation mécanique, quant à lui, a révolutionné la prise en charge des patients en détresse respiratoire.

Le concept moderne d'unité de soins intensifs (USI) est apparu dans les années 1960, offrant un espace dédié aux patients nécessitant une surveillance et des soins continus. Cette période a également vu la formalisation des techniques de réanimation cardio-pulmonaire (RCP) et l'établissement des premiers protocoles standardisés.

À l'aube du 21e siècle, la réanimation est devenue une discipline à part entière, alliant technologie de pointe, recherche clinique et soins centrés sur le patient. La gestion des pandémies, comme celle de la COVID-19 en 2020, a souligné l'importance cruciale des USI et du personnel dédié à la réanimation dans le paysage médical mondial.

Aujourd'hui, la réanimation continue d'évoluer, poussée par des innovations technologiques et des découvertes scientifiques. Mais au cœur de cette spécialité, demeure l'essence de sa mission originelle : redonner une chance à la vie là où elle semble s'éteindre.

## Origines et évolution

L'art de la réanimation, bien qu'il semble moderne dans sa forme actuelle, puise ses origines dans les pratiques anciennes de différentes civilisations. Des méthodes rudimentaires aux technologies de pointe d'aujourd'hui, la réanimation a connu une évolution fascinante.

## L'antiquité : Premières tentatives

Dès l'Antiquité, les hommes cherchaient des moyens de « ramener » à la vie ceux qui semblaient avoir succombé. Les Égyptiens inséraient des cannes ou des tubes dans les voies respiratoires des défunts, espérant que cela pourrait stimuler une reprise de la respiration. À Rome et en Grèce, des écrits décrivent diverses méthodes pour ressusciter les noyés, telles que les positionner de manière à permettre à l'eau de s'écouler de leurs poumons et effectuer des pressions rythmiques sur leur poitrine.

## Moyen Âge : Des méthodes rudimentaires

Au Moyen Âge, diverses techniques de « réanimation » voient le jour, parfois étranges selon nos normes actuelles. L'une des plus notables était l'insufflation de fumée de tabac dans le rectum, censée stimuler la reprise de la respiration. D'autres méthodes comprenaient le réchauffement du corps ou encore le frottement vigoureux de la peau.

## Les Lumières : Naissance de la réanimation scientifique

Le 18ème siècle, avec son élan vers le progrès scientifique, a conduit à des avancées significatives. Les premières sociétés de réanimation, axées sur la ressuscitation des noyés, ont vu le jour. Ces sociétés ont promu des méthodes basées sur des observations cliniques, comme la ventilation bouche-à-bouche.

## 20ème siècle : L'ère technologique

L'avènement de la technologie médicale au 20ème siècle a bouleversé le domaine de la réanimation. Les défibrillateurs ont permis de traiter les arrêts cardiaques dus à des arythmies. Les respirateurs mécaniques, quant à eux, ont révolutionné la prise en charge des patients en insuffisance respiratoire grave. C'est également durant ce siècle que la notion d'Unité de Soins Intensifs a émergé, offrant une structure adaptée à la prise en charge des patients les plus critiques.

### 21ème siècle : Vers une approche intégrative

Avec le développement continu de nouvelles technologies et techniques, la réanimation du 21ème siècle met l'accent sur une approche intégrative, mêlant soins intensifs, humanisme et prise en compte globale du patient. La pandémie de COVID-19 en 2020 a mis en évidence l'importance vitale des soins intensifs et a accéléré certaines innovations, notamment dans la ventilation et la prise en charge des détresses respiratoires aiguës.

L'histoire de la réanimation est celle de l'ingéniosité humaine face à la fragilité de la vie. De pratiques archaïques à une science et un art médical de pointe, la réanimation a constamment évolué, toujours avec un objectif en tête : donner une seconde chance à la vie.

# Impact
# des avancées technologiques

Dans le monde médical, les avancées technologiques ont souvent été le moteur des progrès. La réanimation, en particulier, a bénéficié d'innovations qui ont transformé la prise en charge des patients et repoussé les limites de ce que l'on considérait auparavant comme le seuil entre la vie et la mort. Examinons l'impact profond de ces avancées technologiques sur la réanimation.

### 1. Ventilation mécanique : du manuel à l'automatique

La capacité à prendre en charge la fonction respiratoire d'un patient en défaillance a été une avancée majeure. Initialement, la ventilation était manuelle, avec des ballons en caoutchouc pressés à la main. Les ventilateurs modernes peuvent maintenant ajuster la quantité d'oxygène, la pression, le volume et la fréquence, permettant une prise en charge sur mesure pour chaque patient.

## 2. Monitorage avancé
Les moniteurs actuels fournissent une fenêtre en temps réel sur l'état physiologique du patient. Les paramètres vitaux, l'oxymétrie, les pressions intracrâniennes, la saturation en oxygène, et bien d'autres indicateurs, sont continuellement surveillés, alertant l'équipe médicale à la moindre anomalie.

## 3. Défibrillation
La défibrillation, qui consiste à délivrer un choc électrique au cœur pour interrompre une arythmie cardiaque mortelle, est devenue une procédure courante grâce à l'évolution technologique. Les défibrillateurs actuels sont portables, automatisés, et certains peuvent même diagnostiquer l'arythmie et administrer le choc de manière autonome.

## 4. Échographie et imagerie en temps réel
L'échographie, autrefois réservée aux services de radiologie, est désormais couramment utilisée en réanimation. Elle permet aux médecins de visualiser en temps réel le cœur, les poumons, les vaisseaux sanguins et d'autres organes, facilitant le diagnostic et la prise de décisions cliniques rapides.

## 5. Techniques d'épuration extrarénale
En cas de défaillance rénale aiguë, les techniques modernes d'épuration permettent de filtrer et purifier le sang du patient, remplaçant ainsi temporairement la fonction rénale. Ces machines, de plus en plus sophistiquées, peuvent être ajustées pour répondre précisément aux besoins du patient.

## 6. Télémédecine

La télémédecine a permis une collaboration à distance, permettant aux experts de différentes régions ou pays d'apporter leurs conseils et expertises sur des cas complexes, sans avoir à être physiquement présents.

## 7. Systèmes d'information clinique

L'intégration des données cliniques, des dossiers médicaux, des résultats d'analyses et de l'imagerie dans un seul système a facilité le suivi, la coordination des soins et la prise de décision.

Les avancées technologiques ont sans aucun doute repoussé les frontières de la médecine de réanimation, rendant possible ce qui était autrefois impensable. Toutefois, au cœur de ces technologies, l'élément humain demeure irremplaçable, car c'est la combinaison de l'expertise humaine et de la technologie qui permet réellement de sauver des vies.

# Les bases de la réanimation

La réanimation, par définition, est l'ensemble des techniques et méthodes destinées à maintenir ou restaurer les fonctions vitales d'un individu. Elle représente l'ultime frontière dans la prise en charge d'un patient, où chaque décision compte et où le temps est essentiel. Abordons les fondements de cette discipline médicale cruciale.

## 1. Évaluation initiale

Avant tout, il est primordial d'évaluer rapidement l'état du patient pour déterminer la nature et la gravité de sa défaillance.

- **A - Voies Aériennes (Airway)** : Assurez-vous que les voies aériennes du patient sont libres. Cela peut nécessiter une intubation ou d'autres interventions pour garantir un passage d'air adéquat.

- **B - Respiration (Breathing)** : Observez et évaluez la qualité et la fréquence respiratoire. Si nécessaire, une ventilation assistée peut être mise en place.
- **C - Circulation (Circulation)** : Évaluez le pouls, la pression artérielle et les signes de perfusion. Les interventions peuvent varier de la RCP à l'administration de fluides ou de médicaments.
- **D - Déficit neurologique (Disability)** : Vérifiez l'état neurologique du patient, y compris le niveau de conscience, la taille et la réactivité des pupilles, et d'autres signes de dysfonctionnement cérébral.
- **E - Exposition (Exposure)** : Examinez le patient pour rechercher des signes évidents de traumatismes ou d'autres affections qui pourraient contribuer à son état.

## 2. Stabilisation
Une fois l'évaluation initiale réalisée, le but est de stabiliser le patient. Cela peut impliquer une ventilation mécanique, des médicaments pour soutenir la pression artérielle, ou d'autres interventions pour traiter la cause sous-jacente de la défaillance.

## 3. Monitorage
L'utilisation d'équipements de surveillance est essentielle pour suivre en temps réel l'évolution du patient. Cela permet aux professionnels de santé d'ajuster les interventions en fonction des besoins spécifiques du patient.

## 4. Support des organes
Si un ou plusieurs organes sont défaillants, des techniques peuvent être utilisées pour les soutenir pendant leur rétablissement. Cela peut inclure la dialyse pour les reins,

des médicaments ou des dispositifs mécaniques pour le cœur, ou une ventilation pour les poumons.

### 5. Évaluation et prise en charge des complications
Même une fois stabilisés, les patients en réanimation sont à haut risque de complications. Il est donc vital de surveiller continuellement ces risques et d'y répondre rapidement.

### 6. Communication
La communication avec la famille et les autres professionnels de santé est essentielle. Les décisions concernant les soins intensifs doivent souvent être prises rapidement, et il est vital que toutes les parties concernées soient informées et impliquées.

### 7. Approche holistique
Au-delà des interventions médicales immédiates, il est crucial de considérer le patient dans sa globalité, en intégrant des aspects tels que la nutrition, la réhabilitation et le soutien psychologique.

La réanimation est une discipline qui exige non seulement une expertise médicale, mais aussi une capacité à agir rapidement et efficacement face à des situations critiques. Chaque étape, de l'évaluation initiale à la prise en charge des complications, est essentielle pour offrir au patient la meilleure chance de récupération. Mais par-dessus tout, c'est la passion, le dévouement et l'empathie des professionnels de santé qui font toute la différence.

# Principales interventions et urgences

La réanimation est l'épicentre des situations médicales les plus critiques. Les interventions y sont souvent d'une intensité et d'une complexité extrêmes. Voici un aperçu des principales interventions et urgences que l'on peut rencontrer en unité de réanimation.

1. Réanimation cardio-pulmonaire (RCP)
   - **Arrêt cardiaque** : Lorsque le cœur cesse de battre, chaque seconde compte. La RCP, combinée à la défibrillation, est la première ligne d'intervention.
   - **Détresse respiratoire** : Des interventions telles que l'intubation ou la ventilation mécanique peuvent être nécessaires pour les patients ayant des difficultés respiratoires sévères ou une insuffisance respiratoire.

2. Choc
   - **Choc septique** : Réaction grave à une infection, nécessitant une intervention rapide avec des antibiotiques, des fluides et parfois des médicaments pour soutenir la pression artérielle.
   - **Choc cardiogénique** : Défaillance du cœur à pomper efficacement le sang, potentiellement traitée par des médicaments, des dispositifs d'assistance circulatoire ou d'autres interventions.
   - **Choc hémorragique** : Résultant d'une perte de sang massive, cette urgence nécessite souvent des transfusions sanguines et une chirurgie pour stopper l'hémorragie.

3. Insuffisance d'organe
   - **Insuffisance rénale aiguë** : Lorsque les reins cessent de fonctionner efficacement, la dialyse peut être nécessaire pour filtrer le sang.
   - **Insuffisance hépatique** : La défaillance du foie peut nécessiter des interventions pour gérer les complications telles que l'encéphalopathie ou la coagulopathie.

## 4. Traumatismes

- **Traumatisme crânien** : En cas de lésions cérébrales, la surveillance et la gestion de la pression intracrânienne deviennent primordiales.
- **Polytraumatisme** : Les patients ayant subi de multiples blessures nécessitent une évaluation et une prise en charge multidisciplinaires pour traiter simultanément diverses urgences.

## 5. Intoxications

Les surdoses ou expositions à des toxines ou médicaments peuvent nécessiter une intervention rapide, notamment la ventilation, l'administration d'antidotes ou l'élimination des toxines (par exemple, par lavage gastrique ou hémodialyse).

## 6. Complications post-opératoires

Les patients peuvent être admis en réanimation après une chirurgie majeure, en particulier s'ils présentent des complications telles que des saignements, des infections ou une défaillance d'organe.

## 7. Sepsis et infections sévères

Une réponse inflammatoire généralisée à une infection peut entraîner un choc septique, une défaillance multi-organes et d'autres complications graves nécessitant une prise en charge intensive.

## 8. Détresse neurologique

Qu'il s'agisse d'une hémorragie cérébrale, d'une méningite, d'une encéphalite ou d'autres urgences neurologiques, une intervention rapide est essentielle pour prévenir des dommages irréversibles.

La réanimation est un environnement où les interventions se déroulent à un rythme effréné et où les équipes médicales sont constamment confrontées à des décisions de vie ou de mort. L'expertise, la coordination, et la rapidité d'action sont essentielles pour assurer les meilleures chances de survie et de récupération aux patients.

# Appareils et dispositifs courants en réanimation

La réanimation est un univers médical où la technologie joue un rôle primordial. Les dispositifs avancés présents en réanimation peuvent littéralement faire la différence entre la vie et la mort. Découvrons les principaux appareils et dispositifs que vous êtes susceptible de rencontrer dans une unité de réanimation.

1. Ventilateurs mécaniques
Ces machines prennent en charge ou aident la respiration d'un patient lorsque ses propres fonctions respiratoires sont compromises. Ils peuvent être adaptés à de nombreux modes de ventilation en fonction des besoins spécifiques du patient.

2. Moniteurs multiparamétriques
Ce sont des écrans qui affichent en temps réel plusieurs paramètres vitaux, tels que la fréquence cardiaque, la pression artérielle, la saturation en oxygène, la température corporelle et la pression intracrânienne, entre autres.

3. Défibrillateurs
Appareils utilisés pour délivrer un choc électrique au cœur, ils peuvent rétablir un rythme cardiaque normal lors d'une arythmie ou d'un arrêt cardiaque.

4. Pompes à perfusion
Elles permettent d'administrer des médicaments, des nutriments ou des fluides à un débit précisément contrôlé.

## 5. Machines d'épuration extrarénale

En cas de défaillance rénale, ces machines filtrent le sang pour éliminer les déchets et l'excès de liquide, simulant ainsi la fonction des reins.

## 6. Oxymètres de pouls

Placés généralement sur le doigt du patient, ils mesurent la saturation en oxygène du sang, un indicateur crucial de la fonction pulmonaire et de la circulation.

## 7. Capnographes

Ils mesurent la concentration de dioxyde de carbone dans l'air expiré, offrant des informations précieuses sur le métabolisme, la perfusion et la ventilation du patient.

## 8. Échographes portables

De plus en plus utilisés en réanimation, ils permettent d'obtenir une image en temps réel des organes internes, facilitant le diagnostic et la prise de décision.

## 9. Cathéters et sondes spécifiques

- **Cathéters veineux centraux** : Utilisés pour administrer des médicaments, mesurer les pressions veineuses ou prélever du sang.
- **Cathéters artériels** : Placés généralement dans l'artère radiale ou fémorale, ils permettent une mesure continue de la pression artérielle et un prélèvement facile de sang artériel.
- **Sondes de pression intracrânienne** : Pour les patients souffrant de traumatismes crâniens ou d'autres affections neurologiques, elles mesurent la pression à l'intérieur du crâne.
- **Sondes gastriques et d'alimentation** : Elles permettent l'administration de nourriture ou de médicaments directement dans l'estomac ou l'intestin, et peuvent également être utilisées pour décompresser l'estomac.

10. Dispositifs d'assistance circulatoire

Pour les patients en insuffisance cardiaque grave, ces dispositifs, comme les ECMO (Oxygénation par Membrane Extracorporelle), peuvent soutenir ou remplacer temporairement la fonction cardiaque et pulmonaire.

La technologie en réanimation a connu des avancées extraordinaires au fil des décennies. Ces dispositifs, en conjonction avec l'expertise des professionnels de santé, ont permis de sauver d'innombrables vies en offrant des soins spécialisés aux patients dans les moments les plus critiques. Cependant, la technologie n'est que l'un des outils à la disposition des équipes; l'humanité, la compassion et la compétence sont tout aussi essentielles à l'art de la réanimation.

# Chapitre 2 :
# LE QUOTIDIEN DE L'AIDE-SOIGNANT EN RÉANIMATION

## Routine journalière

La réanimation est un service hautement spécialisé, où chaque journée est rythmée par des protocoles rigoureux afin d'assurer la meilleure prise en charge possible des patients. Si chaque service et chaque jour peuvent apporter leur lot d'imprévus, une certaine routine se dessine malgré tout, garante de la sécurité et de l'efficacité des soins.

1. Relève et transmission
La journée commence généralement par une relève, pendant laquelle l'équipe sortante transmet à l'équipe entrante les informations essentielles sur l'état de chaque patient, les interventions effectuées pendant la nuit, et les préoccupations à venir.

2. Tour médical
Chaque matin, les médecins intensivistes, assistés par l'ensemble de l'équipe soignante (infirmiers, aides-soignants, kinésithérapeutes...), effectuent un tour des patients. Ce moment est essentiel pour évaluer l'état clinique de chaque patient, adapter les traitements et planifier les interventions à venir.

3. Soins de base
Les aides-soignants, en collaboration avec les infirmiers, se consacrent aux soins d'hygiène et de confort : toilette, changement de position pour prévenir les escarres, nettoyage de la bouche, soin des yeux, etc.

4. Administration des médicaments et soins techniques
Selon les prescriptions médicales, les infirmiers administrent les médicaments, effectuent les pansements, surveillent les dispositifs invasifs (cathéters, sondes...) et s'assurent du bon fonctionnement des appareils.

5. Kinésithérapie respiratoire
Le kinésithérapeute intervient pour aider les patients à mieux respirer, désencombrer les voies respiratoires et prévenir les complications pulmonaires.

6. Examens complémentaires
Tout au long de la journée, selon les besoins, les patients peuvent être emmenés pour divers examens (scanner, IRM, échographie...).

7. Interventions chirurgicales ou procédures
Certains patients peuvent nécessiter des interventions ou des procédures spécifiques, comme une endoscopie, une bronchoscopie ou une chirurgie.

8. Échanges avec les familles
L'équipe soignante prend régulièrement le temps d'informer les proches de l'état de santé du patient, de les rassurer, de répondre à leurs questions et de les accompagner dans cette épreuve.

9. Pause et repas
Il est essentiel pour les soignants de prendre des pauses régulières, pour se restaurer, se reposer et décompresser. Les équipes sont généralement organisées pour se relayer.

10. Surveillance continue
Au-delà des soins et des interventions programmées, la surveillance est continue en réanimation. L'état de chaque patient est régulièrement évalué, les paramètres vitaux sont constamment monitorés, et l'équipe est prête à intervenir en cas d'urgence.

11. Mise à jour des dossiers médicaux
L'équipe soignante met à jour les dossiers médicaux des patients, rédigeant les comptes-rendus des soins, interventions et observations de la journée.

12. Préparation pour la nuit
À l'approche de la soirée, l'équipe prépare le service pour la nuit, s'assurant que chaque patient est stable et confortable, et que tous les dispositifs et médicaments nécessaires sont prêts en cas d'urgence.

La routine en réanimation est un équilibre délicat entre des protocoles rigoureux et la capacité à s'adapter aux imprévus. Dans ce contexte exigeant, le rôle de l'aide-soignant est crucial, car il est le garant du confort et du bien-être des patients, en collaboration étroite avec toute l'équipe soignante. Chaque journée en réanimation est une leçon de vie, de résilience et de dévouement.

# Accueil du patient

L'accueil du patient en réanimation est une étape fondamentale, non seulement d'un point de vue médical, mais aussi humain. C'est souvent un moment de grande vulnérabilité pour le patient et ses proches. La qualité de cet accueil peut significativement influencer la suite du séjour du patient, son ressenti, et celui de ses proches. Voici comment se déroule généralement cet accueil, à travers un prisme médical et humain.

1. Admission administrative
Avant même que le patient n'arrive en réanimation, une admission administrative est réalisée. Cela comprend la vérification des informations personnelles, l'assurance, et d'autres détails pertinents pour garantir une prise en charge efficace et sans encombre.

## 2. Arrivée du patient

Le patient arrive souvent en réanimation suite à une décision urgente d'hospitalisation, que ce soit après une chirurgie, un traumatisme ou une dégradation rapide de son état de santé. L'arrivée doit donc être préparée en amont par l'équipe soignante.

## 3. Prise en charge initiale

À son arrivée, le patient est immédiatement pris en charge par une équipe composée d'au moins un médecin intensiviste, un infirmier et un aide-soignant. Les constantes vitales sont vérifiées, et les dispositifs de surveillance sont mis en place. Toute intervention d'urgence nécessaire est réalisée sans délai.

## 4. Évaluation clinique

Une fois le patient stabilisé, une évaluation clinique complète est effectuée pour comprendre les raisons de son admission en réanimation et définir le plan de soins.

## 5. Installation et confort

L'aide-soignant joue ici un rôle majeur. Il s'assure que le patient est installé confortablement, effectue les soins d'hygiène initiaux et s'assure que tout est en ordre pour le bien-être du patient.

## 6. Communication avec le patient

Même si le patient est inconscient ou sédaté, il est crucial de lui parler, de l'informer de ce qui se passe. L'humanité et la douceur dans la voix peuvent apporter un certain réconfort.

## 7. Rencontre avec la famille

Peu après l'admission du patient, l'équipe médicale rencontre généralement la famille pour fournir des informations sur l'état du patient, expliquer les procédures en cours ou prévues, et répondre à leurs questions. C'est également un moment pour rassurer la famille et établir un lien de confiance.

## 8. Coordination avec les autres services

Si le patient a été transféré d'un autre service ou d'un autre établissement, une coordination est nécessaire pour obtenir tous les détails cliniques et les antécédents du patient.

## 9. Dossier médical

Toutes les informations, des constantes vitales aux détails de l'admission, sont minutieusement notées dans le dossier médical du patient.

## 10. Présentation à l'équipe

Lors de la prochaine relève, le patient est présenté à l'ensemble de l'équipe pour s'assurer que tout le monde est informé de son état et des soins à lui apporter.

L'accueil du patient en réanimation est une danse délicate entre rapidité d'action, compétence médicale et compassion humaine. Chaque membre de l'équipe, du médecin à l'aide-soignant, a un rôle déterminant à jouer pour s'assurer que le patient est non seulement pris en charge médicalement, mais aussi qu'il se sente en sécurité et entouré. Dans un environnement aussi intense que la réanimation, l'humanité et la bienveillance sont tout aussi vitales que les compétences médicales.

# Surveillance et prise des constantes

La surveillance des patients en réanimation est une mission cruciale, nécessitant une vigilance constante. Dans cet environnement, les changements de l'état clinique peuvent être rapides et parfois subtils. La prise régulière des constantes est au cœur de cette surveillance, permettant de détecter toute altération et d'ajuster les traitements en conséquence.

1. L'importance des constantes vitales

Les constantes vitales fournissent une vision objective de la fonction physiologique de base d'un patient. Elles sont souvent les premiers indicateurs de la stabilité ou de la détérioration de l'état d'un patient. En réanimation, elles sont prises et surveillées de manière plus fréquente qu'ailleurs, en raison de la gravité potentielle des patients hospitalisés dans ce service.

2. Les constantes vitales essentielles

- **La fréquence cardiaque (FC)** : Mesure du nombre de battements cardiaques par minute. Elle peut indiquer le stress, la fièvre, une hémorragie, entre autres.
- **La pression artérielle (PA)** : Indique la pression du sang contre les parois des artères. La PA est essentielle pour évaluer la fonction cardiaque et la perfusion des organes.
- **La fréquence respiratoire (FR)** : Le nombre de respirations par minute. Elle peut signaler une détresse respiratoire ou une altération de la conscience.
- **La température** : Les variations de température peuvent indiquer une infection, une réponse inflammatoire ou d'autres désordres métaboliques.
- **La saturation en oxygène (SpO2)** : Mesure le pourcentage d'hémoglobine saturée en oxygène dans le sang. Elle est cruciale pour évaluer la fonction pulmonaire et l'apport en oxygène aux tissus.

3. Les dispositifs de surveillance

- **Moniteurs multiparamétriques** : Ces appareils permettent une surveillance continue de plusieurs constantes vitales simultanément. Ils sont connectés à des alarmes paramétrées selon les besoins du patient.

- **Oxymètres de pouls** : Utilisés pour mesurer la SpO2.
- **Thermomètres** : Différents types peuvent être utilisés selon les besoins : tympanique, buccal, rectal, etc.
- **Tensiomètres** : Automatiques ou manuels, pour mesurer la PA.

## 4. Rôle de l'aide-soignant

Même si l'infirmier est généralement en charge de la prise et de l'interprétation des constantes, l'aide-soignant joue un rôle crucial dans la surveillance quotidienne du patient. Il est souvent le premier à remarquer de subtiles variations du comportement ou de l'apparence physique du patient, qui peuvent être des signaux d'alerte. De plus, l'aide-soignant peut assister l'infirmier dans la prise des constantes, en particulier lors de situations d'urgence.

## 5. Réagir aux variations

La clé en réanimation est non seulement de prendre et de surveiller les constantes, mais aussi de réagir rapidement aux variations. Si une constante sort des paramètres définis pour un patient particulier, cela déclenche généralement une série d'interventions pour identifier et traiter la cause sous-jacente.

## 6. Communication avec l'équipe

La surveillance n'est efficace que si les informations sont correctement communiquées au sein de l'équipe médicale. Les constantes et leurs variations doivent être régulièrement rapportées et discutées, en particulier lors des relèves.

La surveillance et la prise des constantes en réanimation sont bien plus qu'une simple routine : elles sont le pouls de la prise en charge du patient. Elles guident chaque décision, chaque intervention. Dans ce ballet de chiffres et de signaux, l'aide-soignant, en tandem avec l'infirmier, est un acteur essentiel, veillant inlassablement à la sécurité et au bien-être du patient.

# Les gestes d'hygiène et de confort

En réanimation, la condition critique des patients nécessite une attention méticuleuse à l'hygiène et au confort. Ces aspects peuvent sembler secondaires par rapport aux interventions médicales complexes, mais ils sont essentiels à la prévention des infections, à la dignité du patient et à son rétablissement global. L'aide-soignant est souvent le premier responsable de ces soins. Examinons les gestes d'hygiène et de confort qui sont pratiqués quotidiennement en réanimation.

1. L'hygiène corporelle
- **Toilette quotidienne** : Chaque patient reçoit une toilette quotidienne, qui peut varier de la toilette au lit à la douche assistée, selon l'état du patient.
- **Soins de bouche** : Ces soins préviennent les infections buccales, particulièrement fréquentes chez les patients intubés.
- **Soins des yeux** : La lubrification ou le nettoyage des yeux, en particulier pour ceux sous sédatifs, prévient les irritations et les infections.

2. Prévention des escarres
Les patients en réanimation sont souvent alités pendant de longues périodes, ce qui les expose au risque d'escarres. La prévention comprend :
- **Changement régulier de position** : Cela réduit la pression sur certaines parties du corps.
- **Utilisation de matelas spécifiques** : Ces matelas redistribuent la pression corporelle pour minimiser les zones de pression.

- **Examen quotidien de la peau** : Cela permet de détecter rapidement les premiers signes d'une escarre.

3. Soins des voies d'accès
  - **Soins des cathéters et des sondes** : Ils doivent être nettoyés et vérifiés régulièrement pour éviter les infections.
  - **Pansements** : Ils sont changés régulièrement et chaque fois qu'ils sont souillés.

4. Confort et bien-être
  - **Positionnement** : Assurer une position confortable pour le patient, tout en respectant les contraintes médicales (par exemple, la position semi-assise pour les patients sous ventilation).
  - **Hydratation de la peau** : La peau des patients en réanimation peut devenir sèche, l'application régulière de lotions hydratantes est donc essentielle.
  - **Communication** : Même si un patient est inconscient, lui parler et l'informer de chaque geste réalisé maintient un lien humain et peut avoir un effet apaisant.

5. Environnement du patient
  - **Réglage de la lumière** : Adapter l'éclairage selon le moment de la journée pour maintenir un cycle veille-sommeil.
  - **Réduction des bruits** : Minimiser les bruits excessifs pour offrir un environnement apaisant.
  - **Propreté de la chambre** : Une chambre propre contribue à l'hygiène générale et au bien-être du patient.

6. Nutrition et hydratation
Même si ce n'est pas toujours du ressort direct de l'aide-soignant, veiller à ce que le patient reçoive la nutrition et l'hydratation adaptées à son état est fondamental.

L'hygiène et le confort en réanimation ne sont pas de simples tâches routinières. Ce sont des composantes essentielles de la prise en charge globale du patient, contribuant à sa sécurité, à sa dignité et, finalement, à son rétablissement. L'aide-soignant est le garant quotidien de ces soins, jouant un rôle aussi vital que n'importe quel autre membre de l'équipe de réanimation.

# Interactions au sein de l'équipe

La réanimation est un environnement exigeant où les rôles sont interdépendants, la cohésion de l'équipe est donc primordiale. Chaque membre, des médecins aux infirmiers, en passant par les aide-soignants et autres professionnels, joue un rôle crucial. Les interactions harmonieuses au sein de l'équipe sont essentielles pour garantir des soins optimaux aux patients.

1. Comprendre la composition de l'équipe
- **Médecins réanimateurs** : Ils dirigent la prise en charge du patient, décidant des interventions médicales nécessaires.
- **Infirmiers en réanimation** : Ils effectuent des soins infirmiers spécialisés, administrent les médicaments et surveillent l'état des patients.
- **Aide-soignants** : Ils assurent les soins d'hygiène, de confort, assistent les infirmiers et soutiennent les patients et leurs familles.
- **Autres professionnels** : Kinésithérapeutes, psychologues, techniciens de laboratoire, etc., qui apportent leur expertise spécifique.

2. Communication : La pierre angulaire
- **Relèves et transmissions** : Moments clés où l'information est échangée concernant l'état des patients et les interventions réalisées ou prévues.
- **Résolution de problèmes** : Face à une situation complexe ou imprévue, l'équipe se réunit pour discuter des meilleures stratégies d'intervention.

3. Soutien mutuel
- **Aide et collaboration** : En réanimation, il n'est pas rare qu'un professionnel demande de l'aide à un collègue, que ce soit pour une tâche spécifique ou pour gérer une situation stressante.
- **Débriefings** : Après une situation particulièrement éprouvante, ces moments permettent à l'équipe de partager leurs ressentis, d'analyser la situation et de s'entraider.

4. Formation continue et mentorat
- **Sessions de formation** : Face aux innovations médicales constantes, l'équipe doit régulièrement se former. Ces sessions renforcent également la cohésion et la compréhension mutuelle des rôles.
- **Mentorat** : Les professionnels expérimentés accompagnent les nouveaux venus, facilitant ainsi leur intégration et renforçant la culture de l'équipe.

5. Reconnaissance et respect des compétences
- **Valorisation des rôles** : Chaque membre, quels que soient son rôle et son niveau hiérarchique, apporte une valeur unique à l'équipe. Reconnaître et valoriser cette contribution est essentiel.
- **Partage des connaissances** : Que ce soit un médecin expliquant un choix thérapeutique ou un aide-soignant partageant une astuce pour le confort du patient, l'échange de savoir est constant.

6. Gestion des conflits
- **Écoute active** : Comprendre le point de vue de l'autre est la première étape pour résoudre un différend.
- **Feedback constructif** : La critique, lorsqu'elle est constructive et bienveillante, permet d'améliorer les pratiques.
- **Médiation** : Dans les cas de désaccords persistants, la médiation peut être nécessaire pour trouver un terrain d'entente.

L'efficacité et l'harmonie d'une unité de réanimation reposent sur les interactions au sein de son équipe. Dans cet environnement où chaque seconde compte, une communication fluide, le respect mutuel et une collaboration sans faille sont indispensables. L'aide-soignant, tout en étant l'un des maillons de cette chaîne, joue un rôle central dans la dynamique d'équipe, en bridant le monde médical avec celui des soins fondamentaux et humains.

# Communication avec le personnel infirmier et médical

Dans le milieu de la réanimation, la communication est bien plus qu'un simple échange d'informations : elle est le garant d'une prise en charge sécurisée et optimale du patient. L'aide-soignant, en tant que membre intégral de cette équipe pluridisciplinaire, interagit fréquemment avec le personnel infirmier et médical. C'est cette synergie, basée sur une communication claire et efficace, qui permet d'assurer une cohérence dans les soins.

1. Communication quotidienne
   - **Briefings du matin** : Ces réunions permettent de passer en revue l'état de chaque patient, les interventions prévues et toute autre préoccupation.
   - **Transmissions lors des relèves** : Moments essentiels où l'aide-soignant transmet aux collègues les observations et les interventions réalisées, assurant une continuité des soins.

2. Partage d'observations
   - **Signes vitaux et constantes** : L'aide-soignant qui prend et rapporte régulièrement ces mesures peut signaler toute anomalie ou changement à l'infirmier ou au médecin.
   - **Réactions du patient** : Les réactions à un traitement, des signes de détresse ou tout autre changement dans l'état du patient doivent être rapidement communiqués.

3. Demande d'intervention ou de soutien
   - **Besoin d'assistance** : Que ce soit pour le repositionnement d'un patient ou pour une situation inattendue, l'aide-soignant doit pouvoir demander de l'aide rapidement.
   - **Questions et clarifications** : En cas de doute sur une procédure, un médicament ou toute autre intervention, l'aide-soignant doit se sentir libre de poser des questions.

4. Participation aux décisions
   - **Consultations pluridisciplinaires** : L'aide-soignant, de par sa proximité avec le patient, peut offrir des perspectives uniques lors des discussions sur la prise en charge.
   - **Retours sur les procédures** : L'expérience de l'aide-soignant dans la mise en œuvre des soins peut être utile pour affiner ou adapter certaines procédures.

5. Formation et mise à jour
- **Sessions de formation conjointes** : Participer avec le personnel infirmier et médical à des formations renforce la cohésion d'équipe et assure une mise à jour des connaissances.
- **Échanges sur les bonnes pratiques** : Discuter régulièrement des méthodes et techniques avec les collègues permet d'améliorer la qualité des soins.

6. Gestion des situations difficiles
- **Débriefings après une situation critique** : Après une urgence ou une situation stressante, l'équipe se réunit pour analyser les événements et tirer les leçons nécessaires.
- **Soutien émotionnel** : Les moments difficiles peuvent avoir un impact sur le moral de l'équipe. Communiquer ses ressentis et offrir ou solliciter du soutien est essentiel.

La communication entre l'aide-soignant et le personnel infirmier et médical est le pilier sur lequel repose l'efficacité des soins en réanimation. Elle doit être constante, claire et respectueuse. Dans ce ballet médical où chaque geste compte, l'aide-soignant, par sa communication, assure la fluidité et l'harmonie des interactions, garantissant ainsi une prise en charge holistique du patient.

# Soutien aux autres membres de l'équipe

La réanimation est un environnement intensément collaboratif où le bien-être du patient dépend de la somme des efforts de toute l'équipe. Dans ce cadre, l'aide-soignant ne se contente pas de ses responsabilités assignées ; il offre aussi un soutien inestimable à ses collègues, assurant ainsi la fluidité du travail d'équipe et renforçant la cohésion au sein de l'unité.

1. Soutien physique
   - **Assistance lors des manœuvres** : Les soins en réanimation nécessitent parfois de mobiliser ou de positionner les patients, une tâche rendue plus aisée avec l'aide d'un second professionnel.
   - **Préparation du matériel** : L'aide-soignant peut préparer ou nettoyer le matériel nécessaire à une intervention, gagnant ainsi du temps pour l'équipe.
   - **Aide lors des procédures** : Qu'il s'agisse de tenir un instrument, d'assurer le confort du patient ou de surveiller une réaction, la présence de l'aide-soignant est souvent essentielle.

2. Soutien émotionnel
   - **Écoute active** : Dans un milieu aussi exigeant, il est vital d'avoir quelqu'un à qui parler, que ce soit pour partager une expérience difficile ou pour décompresser.
   - **Partage d'expériences** : Les échanges entre collègues permettent de mieux comprendre et de gérer les situations émotionnellement chargées.
   - **Moments de détente** : Les pauses café, les petites attentions ou simplement quelques mots d'encouragement peuvent apporter un réconfort considérable dans un quotidien éprouvant.

3. Collaboration proactive
   - **Partage d'informations** : L'aide-soignant, grâce à sa proximité avec le patient, peut fournir des détails et des observations qui peuvent échapper à d'autres membres de l'équipe.
   - **Anticipation des besoins** : Que ce soit en préparant du matériel, en surveillant les stocks ou en repérant une situation potentiellement problématique, l'aide-

soignant peut souvent prendre les devants, facilitant ainsi le travail de tous.

4. Médiation et résolution de conflits
- **Perspective neutre** : L'aide-soignant, de par son rôle, peut parfois offrir une perspective différente et médier en cas de désaccord entre collègues.
- **Encourager la communication** : Dans un milieu tendu, des malentendus peuvent survenir. L'aide-soignant peut encourager le dialogue pour clarifier les situations.

5. Participation à la formation et à l'intégration
- **Accompagnement des nouveaux** : L'aide-soignant, fort de son expérience, peut accompagner et former les nouveaux arrivants, assurant ainsi une intégration harmonieuse.
- **Partage des astuces et méthodes** : Les "trucs et astuces" du métier, acquis avec le temps, peuvent être partagés pour faciliter le travail quotidien.

Le rôle de l'aide-soignant en réanimation dépasse largement le cadre de ses tâches officielles. Par son soutien constant aux autres membres de l'équipe, il contribue à la qualité des soins, au bien-être de l'équipe et à la dynamique globale de l'unité. Dans ce ballet médical où chaque geste et chaque décision sont cruciaux, l'aide-soignant demeure un pilier central, assurant le soutien, la solidarité et l'harmonie nécessaires à cette mission vitale.

# CHAPITRE 3 :
# COMPÉTENCES TECHNIQUES

## Manipulation
## des dispositifs médicaux

La réanimation est un service où la technologie et les équipements médicaux jouent un rôle primordial dans la surveillance et le soutien des fonctions vitales des patients. Pour l'aide-soignant, une bonne connaissance et une manipulation adéquate de ces dispositifs sont essentielles. Toutefois, il est important de souligner que l'aide-soignant agit toujours dans le cadre de ses compétences et sous la supervision du personnel infirmier ou médical.

1. Moniteurs de surveillance
   - **Compréhension des indicateurs** : Connaître les signes vitaux affichés, tels que la fréquence cardiaque, la pression artérielle, la saturation en oxygène, et savoir repérer toute anomalie.
   - **Configuration et ajustements de base** : Changer les alarmes selon les besoins du patient, sous la directive de l'infirmier.

2. Dispositifs d'oxygénothérapie
   - **Masques et canules nasales** : Assurer une mise en place correcte et vérifier régulièrement leur positionnement.
   - **Concentration en oxygène** : Savoir ajuster les débits selon les prescriptions et s'assurer que l'appareil fonctionne correctement.

3. Aspirateurs trachéaux
- **Préparation de l'équipement** : S'assurer que l'aspirateur est prêt à l'emploi en cas de besoin.
- **Maintenance quotidienne** : Nettoyage et vérification du bon fonctionnement de l'aspirateur.

4. Pompes d'administration
- **Chargement des seringues ou des poches** : Préparer et installer le médicament à administrer.
- **Surveillance** : Vérifier que la pompe fonctionne correctement et que le débit est conforme à la prescription.

5. Dispositifs de mobilisation
- **Lève-malade** : Savoir positionner le patient correctement pour un transfert sûr.
- **Matelas anti-escarres** : Assurer une mise en place adéquate et vérifier régulièrement son bon fonctionnement.

6. Sondes et cathéters
- **Entretien quotidien** : Nettoyer les points d'insertion, vérifier l'intégrité des sondes et s'assurer qu'elles ne sont pas obstruées.
- **Vidange des sacs collecteurs** : Vidanger les sacs à urine ou autres fluides corporels en respectant les règles d'hygiène.

7. Appareils de nutrition entérale
- **Préparation de la nutrition** : S'assurer que le mélange est correctement préparé et prêt à l'emploi.
- **Surveillance** : Vérifier régulièrement le bon fonctionnement de la pompe et s'assurer que le patient tolère bien la nutrition.

Les dispositifs médicaux en réanimation sont nombreux et variés, reflétant la complexité des soins apportés dans cette unité. Une manipulation correcte et sûre de ces équipements par l'aide-soignant contribue grandement à la sécurité et au bien-être des patients. Une formation continue, combinée à une expérience pratique, permet à l'aide-soignant de maîtriser ces outils essentiels et de jouer un rôle pivot dans la prise en charge des patients en réanimation.

# Gestion des voies respiratoires

La prise en charge des voies respiratoires est l'une des principales priorités en réanimation. En effet, la défaillance respiratoire est une des raisons majeures d'admission dans ces unités. Pour l'aide-soignant, bien que la majorité des interventions directes sur les voies respiratoires soient effectuées par les médecins ou le personnel infirmier, la connaissance de base et la surveillance continue de la gestion des voies respiratoires sont essentielles.

1. Compréhension des voies respiratoires
   - **Anatomie de base** : Comprendre la structure des voies respiratoires, des narines au poumon, afin de reconnaître les points clés de surveillance.
   - **Fonctionnement respiratoire** : Connaître les principes de la ventilation pulmonaire, de la diffusion et de la perfusion.

2. Surveillance des voies respiratoires
   - **Observation** : Identifier les signes d'une ventilation efficace et ceux d'une détresse respiratoire : cyanose, utilisation des muscles accessoires, tirage, etc.
   - **Écoute** : Utilisation du stéthoscope pour déceler d'éventuelles anomalies comme des râles, sifflements ou crépitants.

3. Maintien de la perméabilité des voies respiratoires
- **Positionnement du patient** : Assurer que le patient soit dans une position qui favorise une bonne ventilation, généralement en décubitus dorsal légèrement incliné.
- **Aspiration des sécrétions** : Une technique souvent utilisée pour dégager les voies respiratoires, réalisée généralement par le personnel infirmier, mais l'aide-soignant peut être amené à préparer le matériel ou à assister.

4. Appareils de support respiratoire
- **Oxygénothérapie** : S'assurer que les dispositifs d'administration d'oxygène, tels que les masques ou les canules nasales, sont bien en place et fonctionnels.
- **Ventilation non invasive (VNI)** : Bien que sa mise en place soit du ressort du personnel infirmier et médical, l'aide-soignant joue un rôle dans la surveillance du patient sous VNI.
- **Ventilation mécanique invasive** : Comprendre les bases du fonctionnement des ventilateurs, reconnaître les alarmes et assurer la surveillance continue du patient intubé.

5. Hygiène et prévention des infections
- **Soins de bouche** : Effectuer des soins de bouche réguliers pour les patients intubés afin de prévenir les pneumonies associées à la ventilation.
- **Changement de filtre** : Assurer le remplacement régulier des filtres des dispositifs respiratoires pour éviter la contamination.

La gestion des voies respiratoires est un aspect essentiel des soins en réanimation. L'aide-soignant, bien qu'il n'intervienne pas directement dans les procédures avancées, reste un maillon crucial dans la surveillance et le maintien de la qualité des soins respiratoires. Son rôle de vigie, couplé à une bonne connaissance des bases, permet de garantir la sécurité des patients et d'anticiper d'éventuels problèmes respiratoires.

# Aides à la mobilisation et au transfert des patients

Dans le contexte exigeant de la réanimation, la mobilisation et le transfert des patients sont des actes quotidiens qui requièrent une technique précise, une coordination d'équipe et une connaissance approfondie des capacités et limitations du patient. Pour l'aide-soignant, ces actions ne sont pas seulement une question de force physique, mais également de compréhension des enjeux cliniques et de sécurité.

1. Importance de la mobilisation en réanimation
  - **Prévention des complications** : Diminuer le risque d'escarres, de thrombose veineuse profonde, d'atrophie musculaire ou de contractures.
  - **Stimulation circulatoire et respiratoire** : Améliorer la circulation sanguine et augmenter la capacité respiratoire.
  - **Favoriser le bien-être psychologique** : La mobilisation peut aider à réduire le sentiment d'isolement et l'anxiété du patient.

2. Évaluation préalable à la mobilisation
  - **État clinique du patient** : Évaluer la stabilité hémodynamique, respiratoire et neurologique du patient.
  - **Dispositifs médicaux en place** : Tenir compte des sondes, cathéters, drains et autres équipements fixés au patient.

- **Niveau de conscience et coopération** : Évaluer la capacité du patient à comprendre et à participer activement à sa mobilisation.

3. Techniques de mobilisation
   - **Rotation latérale** : Technique utilisée pour changer la position du patient allongé de dos à côté et vice-versa.
   - **Mise au fauteuil** : Transfert du patient du lit au fauteuil avec ou sans l'utilisation d'un lève-malade.
   - **Marche assistée** : Aider un patient à marcher, généralement avec l'aide d'un déambulateur ou d'une ceinture de transfert.

4. Utilisation des dispositifs d'aide à la mobilisation
   - **Lève-malade** : Appareil mécanique ou électrique destiné à faciliter le transfert du patient.
   - **Planche de transfert** : Utilisée pour glisser le patient d'un lit à un autre ou d'un lit à une civière.
   - **Ceintures et harnais de transfert** : Dispositifs qui offrent une prise sécuritaire pour déplacer le patient.
5. Sécurité lors de la mobilisation
   - **Ergonomie** : Adopter des postures correctes pour éviter les blessures.
   - **Communication** : Coordonner avec les autres membres de l'équipe pour assurer un transfert fluide.
   - **Surveillance** : Être attentif aux réactions du patient pendant et après la mobilisation, notamment en ce qui concerne la douleur ou le malaise.

La mobilisation et le transfert des patients en réanimation sont des tâches essentielles qui contribuent à la qualité globale des soins. Pour l'aide-soignant, maîtriser ces techniques tout en comprenant les enjeux médicaux permet d'assurer une prise en charge optimale du patient, alliant sécurité, bien-être et prévention des complications.

# Protocoles d'urgence

La réanimation est une unité où chaque seconde compte. Face à des situations d'urgence, la réactivité, la coordination et la précision des interventions sont essentielles pour assurer la sécurité et le bien-être des patients. Bien que les aides-soignants n'aient pas le même niveau d'intervention que les médecins ou le personnel infirmier, leur rôle dans la mise en œuvre des protocoles d'urgence est crucial.

1. Reconnaissance de l'urgence
   - **Signes vitaux** : Savoir reconnaître les signes de détresse vitale tels que bradycardie, tachycardie, hypoxie, hypotension.
   - **État neurologique** : Évaluer rapidement le niveau de conscience, les réponses pupillaires, la présence de convulsions ou d'autres signes neurologiques.

2. Alarme et appel à l'équipe
   - **Activation de l'alerte** : En cas de suspicion d'une urgence, l'aide-soignant doit immédiatement alerter le personnel infirmier et médical.
   - **Communication efficace** : Fournir des informations claires et précises sur l'état du patient et les éventuelles modifications observées.

3. Préparation du matériel d'urgence
   - **Chariot d'urgence** : S'assurer que le chariot est toujours prêt, approvisionné et à proximité.
   - **Matériel de réanimation** : Préparer rapidement le matériel nécessaire, comme le défibrillateur, les médicaments d'urgence ou les dispositifs de ventilation.

4. Assistance pendant l'intervention
- **Positionnement du patient** : Mettre le patient en position adéquate, généralement en décubitus dorsal.
- **Maintien des voies respiratoires** : Aider à la mise en place de dispositifs d'oxygénation ou à l'intubation si nécessaire.
- **Compression thoracique** : Dans certains cas, l'aide-soignant peut être sollicité pour participer aux manœuvres de réanimation cardio-respiratoire.

5. Post-intervention
- **Surveillance rapprochée** : Après une intervention d'urgence, le patient doit être étroitement surveillé pour détecter toute complication ou récidive.
- **Soutien émotionnel** : Suite à une situation d'urgence, le patient et ses proches peuvent être très affectés. L'aide-soignant joue un rôle dans le soutien émotionnel, en rassurant et en écoutant.

6. Formation et mise à jour
- **Formations régulières** : Il est essentiel pour l'aide-soignant de suivre régulièrement des formations sur les protocoles d'urgence pour maintenir et améliorer ses compétences.
- **Simulations** : Participer à des simulations d'urgences pour pratiquer et anticiper les situations réelles.

Dans le tourbillon d'une urgence en réanimation, chaque membre de l'équipe a un rôle déterminant à jouer. Pour l'aide-soignant, la connaissance des protocoles, la rapidité d'action et la capacité à travailler en synergie avec les autres professionnels de santé sont essentielles. Bien qu'ils ne soient pas en première ligne des interventions médicales, leur contribution à la prise en charge des urgences est inestimable.

# Identification des signes de détresse

Le rôle de l'aide-soignant en réanimation va bien au-delà des soins basiques. Une de leurs tâches primordiales est la surveillance constante des patients et l'identification rapide des signes de détresse, qu'ils soient physiques, psychologiques ou émotionnels. La capacité à détecter ces signaux précocement peut faire la différence entre la vie et la mort, ou entre une récupération complète et des séquelles.

1. Signes de détresse respiratoire
   - **Tachypnée** : Une augmentation du rythme respiratoire.
   - **Dyspnée** : Difficulté à respirer, souvent accompagnée d'un sentiment d'oppression.
   - **Cyanose** : Une coloration bleuâtre de la peau, notamment au niveau des lèvres, signe d'une oxygénation insuffisante.
   - **Utilisation des muscles accessoires** : Quand le patient utilise d'autres muscles que ceux de la respiration pour aider à l'effort respiratoire.
   - **Tirage** : Des creux entre les côtes ou au-dessus de la clavicule pendant la respiration.

2. Signes de détresse cardiovasculaire
   - **Tachycardie ou bradycardie** : Rythme cardiaque accéléré ou ralenti.
   - **Hypotension** : Une chute de la tension artérielle.
   - **Pâleur ou marbrures** : Signe d'une mauvaise perfusion des tissus.
   - **Œdèmes** : Gonflement dû à une accumulation de liquide, souvent au niveau des pieds, des chevilles ou des mains.

3. Signes de détresse neurologique
- **Altération de la conscience** : Somnolence, difficulté à réveiller le patient ou confusion.
- **Signes moteurs** : Faiblesse d'un côté du corps, tremblements ou crises convulsives.
- **Troubles de la parole** : Difficulté à parler ou à comprendre, langage incohérent.
- **Réponses pupillaires anormales** : Dilatation ou rétrécissement anormal des pupilles, ou absence de réaction à la lumière.

4. Signes de détresse psychologique ou émotionnelle
- **Anxiété ou panique** : Agitation, sensation d'oppression, parfois accompagnée de palpitations ou de sueurs.
- **Détresse émotionnelle** : Pleurs, tristesse profonde, apathie.
- **Signes de dépression** : Retrait, manque d'intérêt pour l'environnement, tristesse persistante.
- **Expression verbale de désespoir** : Le patient exprime des sentiments d'inutilité, de culpabilité ou des idées suicidaires.

5. Communication et action
- **Rapport immédiat** : Lorsqu'un signe de détresse est identifié, l'aide-soignant doit en informer immédiatement l'infirmière ou le médecin en charge.
- **Documentation** : Noter avec précision les signes observés, leur heure d'apparition et leur évolution.
- **Rassurer le patient** : Dans le cas d'une détresse psychologique ou émotionnelle, il est essentiel de rassurer le patient, de lui parler calmement et de lui montrer qu'on est là pour lui.

L'identification précoce des signes de détresse est une compétence cruciale en réanimation. L'aide-soignant, par sa proximité avec le patient, joue un rôle pivot dans cette détection et dans l'initiation de la prise en charge adéquate. Une formation continue et une attention constante sont donc essentielles pour assurer une prise en charge optimale des patients en situation critique.

# Procédures
# en cas de codes d'urgence

Dans le monde médical, le terme "code" est souvent utilisé pour signaler une situation d'urgence spécifique sans créer de panique parmi les patients et les visiteurs. Pour l'aide-soignant en réanimation, la connaissance et la compréhension des différents codes d'urgence sont cruciales. Ces codes permettent une intervention rapide et coordonnée en cas de situations potentiellement mortelles.

1. Code bleu : Arrêt cardio-respiratoire
- **Identification**: L'aide-soignant doit être capable d'identifier rapidement un patient en arrêt cardio-respiratoire : absence de pouls, de respiration, perte de conscience.
- **Alerte**: Activation immédiate du code bleu, généralement via un bouton d'urgence ou un appel vocal.
- **Intervention initiale**: Démarrage des compressions thoraciques en attendant l'arrivée de l'équipe de réanimation.

2. Code rouge : Incendie
- **Identification**: Détection d'une odeur de fumée, de flammes ou d'une alarme incendie.
- **Alerte**: Signalisation de la présence de feu tout en activant l'alarme la plus proche.
- **Procédure**: Participer à l'évacuation des patients, si nécessaire, et suivre le protocole d'incendie établi.

3. Code noir : Menace d'une personne armée ou prise d'otages

- **Identification**: Tout comportement suspect ou menace directe.
- **Alerte**: Si possible, signaler la menace sans mettre sa propre sécurité ou celle des patients en danger.
- **Procédure**: Se cacher, protéger les patients et rester silencieux. Ne jamais essayer de désarmer ou de confronter l'individu.

4. Code orange : Catastrophe externe

- **Identification**: Information via l'équipe de direction de l'hôpital ou les médias.
- **Préparation**: S'assurer que tous les dispositifs médicaux sont opérationnels et préparer des lits supplémentaires.
- **Procédure**: Collaborer avec l'équipe pour accueillir et trier un afflux massif de patients.

5. Code rose : Enlèvement de patient

- **Identification**: Disparition inexpliquée d'un patient, souvent un enfant ou un adulte vulnérable.
- **Alerte**: Signaler immédiatement toute suspicion d'enlèvement.
- **Procédure**: Participer à la recherche du patient dans l'enceinte de l'hôpital et fournir toute information pertinente.

6. Code jaune : Fuite de produits chimiques ou matières dangereuses

- **Identification**: Détection d'odeurs inhabituelles, de liquides non identifiés ou d'informations sur une fuite.
- **Alerte**: Signaler le danger et évacuer la zone si nécessaire.
- **Procédure**: Assurer la sécurité des patients, suivre les protocoles établis pour les matières dangereuses et collaborer avec l'équipe pour gérer la situation.

7. Formation continue et mises à jour

Les codes d'urgence peuvent varier d'un établissement à l'autre. Il est essentiel pour l'aide-soignant de se tenir régulièrement informé des mises à jour des procédures et de participer à des simulations ou des formations pour se préparer aux situations d'urgence.

Les codes d'urgence sont un élément fondamental de la sécurité en milieu hospitalier. L'aide-soignant, par sa présence continue au chevet du patient, joue un rôle pivot dans la détection précoce des urgences et dans la mise en œuvre des protocoles appropriés. La préparation, la vigilance et la réactivité sont les maîtres mots pour assurer une prise en charge rapide et efficace en cas de situation critique.

# Chapitre 4 :
# GESTION DES ÉMOTIONS
# ET DES SITUATIONS DIFFICILES

## Les situations
## émotionnellement chargées

La réanimation est un univers où les extrêmes se rencontrent, où la vie et la mort dansent souvent au rythme d'une mélodie imprévisible. Pour l'aide-soignant, chaque jour peut être un voyage émotionnel intense, ponctué de moments de joie, de soulagement, mais aussi de tristesse, d'angoisse et de deuil. Comprendre et savoir gérer ces situations émotionnellement chargées est essentiel non seulement pour le bien-être personnel, mais aussi pour offrir les meilleurs soins possibles aux patients et à leurs familles.

L'impact de la gravité des cas
Chaque patient en réanimation porte en lui une histoire, une lutte, une famille en attente. Pour certains, le séjour en réanimation marque un tournant, une deuxième chance à la vie. Pour d'autres, il peut s'agir des derniers moments avant un adieu. L'aide-soignant est souvent témoin de ces scènes poignantes, où l'espoir et la désolation peuvent se succéder en quelques heures.

L'annonce de mauvaises nouvelles
C'est un moment particulièrement éprouvant. Bien que ce soit généralement le rôle du médecin de communiquer ces nouvelles, l'aide-soignant se trouve souvent à proximité, offrant soutien et compassion. Il est courant de voir des familles s'effondrer, pleurer ou même se mettre en colère.

Ces moments requièrent tact, empathie et, parfois, savoir prendre du recul pour se protéger émotionnellement.

La mort d'un patient
Peu importe le nombre de fois qu'on y est confronté, la mort d'un patient reste une épreuve. Chaque aide-soignant élabore ses propres mécanismes de défense et de traitement de ces situations, qu'il s'agisse d'un temps de réflexion, d'une conversation avec un collègue ou d'une cérémonie personnelle pour dire au revoir.

Les moments de guérison
Heureusement, la réanimation ne se limite pas aux moments sombres. Voir un patient se réveiller d'un coma, entendre les premiers mots d'un individu intubé, ou assister à des retrouvailles familiales sont des instants qui illuminent le cœur et rappellent pourquoi ce métier est si précieux.

Gérer ses propres émotions
Face à de telles montagnes russes émotionnelles, il est crucial pour l'aide-soignant de reconnaître et d'accepter ses propres émotions. Parler, échanger avec des collègues, ou même faire appel à un soutien psychologique peut aider à décompresser et à gérer le stress émotionnel.

Travailler en réanimation est un défi émotionnel constant. Les situations émotionnellement chargées font partie intégrante de ce paysage. Elles rappellent la fragilité de la vie, mais aussi l'importance de la compassion, de la bienveillance et du soutien mutuel. Pour l'aide-soignant, savoir naviguer à travers ces tempêtes émotionnelles est un art qui s'affine avec le temps, l'expérience et, surtout, le cœur.

# Annonce de mauvaises nouvelles

Dans le milieu médical, l'annonce de mauvaises nouvelles est inévitable. Qu'il s'agisse d'un diagnostic grave, d'une évolution défavorable ou d'un décès imminent, ces moments restent parmi les plus délicats et les plus éprouvants pour les professionnels de santé. Si traditionnellement ce rôle incombe aux médecins, l'aide-soignant se trouve souvent à proximité, offrant un soutien essentiel aux patients et à leurs familles.

La préparation à l'annonce
Bien qu'il ne soit généralement pas de la responsabilité de l'aide-soignant d'annoncer de mauvaises nouvelles, être préparé peut aider à anticiper les réactions et à soutenir le patient ou la famille. Cela implique souvent d'être au courant de la situation médicale du patient, de comprendre les implications de ce qui sera dit, et de prévoir les besoins immédiats après l'annonce.

L'instant de l'annonce
L'atmosphère dans la pièce peut être palpable. Les médecins cherchent les mots justes, tentant d'équilibrer la vérité avec la compassion. Les visages peuvent trahir une variété d'émotions : choc, déni, colère, tristesse. Dans ces moments, l'aide-soignant peut jouer un rôle crucial en offrant une présence réconfortante, en tenant la main d'un patient ou d'un proche, ou simplement en offrant une oreille attentive.

Les réactions à l'annonce
Les réactions à de mauvaises nouvelles sont aussi diverses que les individus eux-mêmes. Certains peuvent pleurer ouvertement, d'autres peuvent se refermer, et certains peuvent chercher à obtenir plus d'informations. L'aide-soignant doit être prêt à naviguer à travers ces réactions,

offrant du soutien là où il est nécessaire et respectant les besoins individuels de chacun.

L'après-annonce
Les heures et les jours suivant l'annonce de mauvaises nouvelles peuvent être une période tumultueuse pour le patient et sa famille. Des questions peuvent surgir, des émotions peuvent s'intensifier, et le besoin de soutien peut devenir de plus en plus évident. L'aide-soignant, par sa présence continue, est idéalement placé pour offrir ce soutien, que ce soit en écoutant, en rassurant ou en orientant vers d'autres professionnels de santé.

L'annonce de mauvaises nouvelles est une étape incontournable dans le parcours médical. Si elle est incontestablement difficile, elle est aussi une occasion pour les professionnels de santé de montrer empathie, compassion et dévouement. Pour l'aide-soignant, c'est une opportunité d'accompagner, de soutenir et d'apporter un peu de lumière dans des moments d'obscurité.

# Gestion des décès en réanimation

La réanimation est l'un des départements où les miracles médicaux côtoient intimement les réalités les plus sombres de la vie. Si les succès y sont souvent célébrés avec une immense joie, la mort, en revanche, peut laisser une empreinte indélébile dans le cœur des soignants, des patients et des familles. Pour l'aide-soignant, la gestion des décès est une dimension complexe du métier, nécessitant à la fois tact, compassion et résilience.

L'instant du décès
Le décès d'un patient en réanimation peut survenir brutalement ou à l'issue d'une longue dégradation. L'instant même de la mort est un moment suspendu dans

le temps, où les machines peuvent se taire et où un silence solennel envahit souvent la pièce. L'aide-soignant peut être amené à assister à ce moment, offrant une présence rassurante, veillant à la dignité du défunt et soutenant l'équipe médicale.

## Accompagnement de la famille

La douleur et le chagrin des proches peuvent être presque tangibles. Face à la perte, chaque famille réagit différemment. Certaines peuvent souhaiter rester près du défunt, d'autres peuvent avoir besoin de s'éloigner. L'aide-soignant joue un rôle crucial dans l'accompagnement de ces familles, en leur offrant de l'espace, du soutien et de la compréhension.

## Ritualisation et respect

Une fois le décès confirmé, il est essentiel de préparer le corps avec dignité. Cette ritualisation, qu'il s'agisse de fermer les yeux du défunt, de le recouvrir d'un drap ou de disposer ses mains de manière paisible, est une manière de respecter la personne décédée. Pour l'aide-soignant, ce geste revêt une importance symbolique, renforçant la valeur et le respect accordés à chaque vie.

## Gestion personnelle du deuil

Voir la mort de près est une réalité du métier en réanimation. Chaque aide-soignant doit donc trouver ses propres mécanismes pour gérer le poids émotionnel de ces pertes. Qu'il s'agisse de discuter avec des collègues, de prendre un moment de pause ou d'adopter des pratiques de bien-être comme la méditation, la gestion du deuil est un aspect essentiel du bien-être professionnel.

## L'importance du debriefing

Après un décès, de nombreuses équipes organisent des sessions de debriefing. Ces moments permettent aux professionnels de discuter de l'événement, d'exprimer leurs émotions et de chercher des moyens d'améliorer la prise en charge future. Pour l'aide-soignant, ces sessions sont une opportunité d'expression et de soutien mutuel.

Le décès en réanimation est une réalité à laquelle aucun professionnel de santé n'échappe. Si la douleur et la tristesse l'accompagnent souvent, la gestion de ces moments est aussi une démonstration de l'humanité et de la compassion qui résident au cœur du métier d'aide-soignant. En accompagnant à la fois les défunts et leurs familles, en assurant le respect et la dignité, et en se soutenant mutuellement, les aide-soignants jouent un rôle essentiel dans ces moments de transition.

## Self-care et prévention du burnout

Self-care et prévention du burnout sont des thématiques intrinsèquement liées dans le monde médical. En réanimation, face aux situations de vie et de mort, l'intensité émotionnelle est à son paroxysme. C'est un environnement où chaque décision, chaque geste, peut avoir des répercussions profondes. Dans ce tumulte, l'aide-soignant, tout comme l'ensemble du personnel soignant, est à la croisée des chemins entre la compassion pour ses patients et la préservation de son propre bien-être.

Naviguer dans cette mer d'émotions, c'est un peu comme marcher sur une corde raide. Chaque jour, l'aide-soignant se dévoue, offrant un peu de lui-même pour le confort et le bien-être de ses patients. Cet engagement inébranlable est admirable, mais il peut aussi être source de fragilité. Les journées sont longues, les nuits parfois courtes, et les émotions, comme une marée, peuvent rapidement submerger.

Dans ce contexte, le self-care n'est pas un luxe, c'est une nécessité. Il ne s'agit pas simplement de s'accorder une pause ou de prendre du temps pour soi, mais de véritablement écouter son corps et son esprit. Cela peut se traduire par une alimentation équilibrée, des exercices physiques réguliers, des techniques de relaxation comme la méditation ou le yoga, ou encore des moments de détente avec des proches. Il s'agit de trouver ce qui résonne en soi, ce qui apporte une bouffée d'air frais dans le tourbillon de la réanimation.

Mais au-delà du self-care, la prévention du burnout est une démarche proactive. C'est reconnaître les signes avant-coureurs, ces moments où l'épuisement semble l'emporter sur la passion. C'est aussi instaurer un dialogue avec ses collègues, ses supérieurs, chercher du soutien quand le besoin se fait sentir. Parfois, cela peut nécessiter une consultation avec un professionnel de santé mentale, une étape non pas de faiblesse, mais de force.

Il est essentiel de comprendre que prendre soin de soi, c'est aussi prendre soin de ses patients. Un aide-soignant équilibré, reposé, et en harmonie avec lui-même est un professionnel plus à même d'offrir des soins de qualité. Et dans cet équilibre délicat entre donner et se préserver, se trouve peut-être la véritable essence de la vocation soignante : un amour profond pour l'humanité, mais aussi pour soi-même.

## Stratégies de gestion du stress

Dans le monde de la réanimation, où les situations peuvent rapidement évoluer vers des urgences vitales, le stress est un compagnon constant pour les professionnels de santé. L'aide-soignant, en première ligne de ces situations, doit ainsi développer des stratégies efficaces de gestion du stress afin de rester performant et de préserver son bien-être mental et physique.

La première stratégie, fondamentale, est la reconnaissance de ses propres signaux d'alarme. Cela nécessite une introspection, une écoute attentive de ses émotions et de son corps. Peut-être est-ce une tension dans la nuque, un sentiment d'oppression ou une irritabilité croissante. Identifier ces signaux permet d'agir avant que le stress ne devienne accablant.

La respiration profonde est une technique simple mais extrêmement efficace. En période de forte tension, prendre quelques instants pour respirer profondément, en se concentrant sur l'air qui entre et sort, peut aider à ramener le calme et la clarté d'esprit. Cette technique, utilisable même au chevet du patient, peut être un véritable bouclier contre l'agitation ambiante.

La mise en place de routines solides est également bénéfique. Que ce soit une routine matinale pour démarrer la journée du bon pied, une pause déjeuner loin des bruits de l'hôpital, ou une routine post-travail pour décompresser, ces rituels deviennent des ancrages, des repères stables dans le tumulte du quotidien.

L'exercice physique, quant à lui, est une antidote naturelle au stress. Il permet de libérer des endorphines, des hormones du bien-être, tout en évacuant les tensions accumulées. Même une marche rapide de dix minutes peut avoir un effet bénéfique sur l'état d'esprit.

La communication, enfin, est cruciale. Partager ses ressentis, ses préoccupations, voire ses peurs, avec des collègues de confiance ou des proches peut alléger le fardeau émotionnel. Parfois, le simple fait de verbaliser ce que l'on ressent peut apporter une perspective nouvelle et une sensation d'apaisement.

En parallèle, la formation continue peut renforcer la confiance en soi. Plus l'aide-soignant se sent préparé et compétent face aux situations qu'il rencontre, moins il ressentira de stress. Des ateliers ou des formations spécifiques sur la gestion du stress peuvent également être bénéfiques.

Enfin, il est essentiel de se rappeler que chercher de l'aide professionnelle n'est pas un signe de faiblesse, mais de force. Que ce soit à travers la consultation d'un psychologue ou la participation à des groupes de soutien, ces démarches peuvent offrir des outils précieux pour gérer le stress de manière proactive.

Gérer le stress, dans l'environnement exigeant de la réanimation, est un art qui s'affine avec le temps et l'expérience. Mais avec les bonnes stratégies, l'aide-soignant peut non seulement surmonter les défis du quotidien mais également trouver en eux une source de croissance et d'épanouissement professionnel.

## Importance de la supervision et du soutien psychologique

L'univers médical, et en particulier la réanimation, est une arène où les professionnels sont confrontés quotidiennement à des dilemmes émotionnels, des décisions cruciales et des situations de vie et de mort. Au cœur de cette dynamique, l'aide-soignant est souvent le témoin direct de la souffrance humaine, tout en étant l'un des piliers du confort et du soutien des patients. Dans ce contexte, l'importance de la supervision et du soutien psychologique devient rapidement évidente.

L'importance de la supervision :
La supervision n'est pas simplement un processus administratif. C'est un moment privilégié où un professionnel plus expérimenté guide et soutient l'aide-soignant dans sa pratique. Par le biais de la supervision, les erreurs peuvent être identifiées et corrigées, les bonnes pratiques renforcées, et des solutions peuvent être trouvées pour des cas complexes ou déroutants.

Mais au-delà de ces aspects techniques, la supervision offre un espace de décompression, un lieu où exprimer ses préoccupations, ses doutes ou ses frustrations sans jugement. C'est un moment où l'aide-soignant peut gagner en confiance, s'appuyant sur les conseils et le retour d'expérience du superviseur.

Le soutien psychologique : une nécessité plutôt qu'une option :
Le soutien psychologique, quant à lui, est un outil essentiel pour préserver la santé mentale des professionnels. Les défis de la réanimation ne sont pas seulement physiques ou techniques, ils sont profondément émotionnels. Les décès, les situations critiques, les interactions difficiles avec les familles, tout cela peut laisser des traces.

Disposer d'un soutien psychologique, que ce soit sous la forme de consultations individuelles, de groupes de parole ou d'ateliers thérapeutiques, c'est reconnaître que l'aide-soignant est lui-même un être humain, avec ses fragilités et ses besoins. Ces sessions peuvent aider à démêler les émotions, à trouver des stratégies pour gérer le stress ou le deuil, et à renforcer la résilience face aux défis du métier.

De plus, le soutien psychologique contribue à déstigmatiser les problèmes de santé mentale dans le milieu médical. Il rappelle que chercher de l'aide n'est pas un signe de faiblesse, mais une démarche de responsabilité envers soi-même et envers ses patients.

La supervision et le soutien psychologique ne sont pas de simples compléments à la formation médicale, ils en sont une composante vitale. Pour que l'aide-soignant puisse donner le meilleur de lui-même, pour qu'il puisse naviguer avec assurance dans l'univers exigeant de la réanimation, il a besoin de ce double filet de sécurité. Ces outils renforcent non seulement la qualité des soins prodigués aux patients, mais ils assurent également la pérennité et le bien-être des professionnels dévoués qui les prodiguent.

# CHAPITRE 5 :
# COMMUNICATION ET RELATIONNEL

## Établir un lien de confiance

Établir un lien de confiance est au cœur de toute relation soignant-patient. Dans le monde de la réanimation, où les enjeux sont souvent vitaux, ce lien devient d'autant plus crucial. Il forme le socle sur lequel se construit tout le processus de soins, du diagnostic au rétablissement. Pour l'aide-soignant, maîtriser l'art de la confiance est essentiel. Voici une exploration de cette dynamique.

En réanimation, les patients sont souvent dans un état de vulnérabilité extrême. Ils peuvent être incapables de communiquer, dépendants pour leurs soins les plus basiques et anxieux face à leur état. Dans cette atmosphère chargée, l'aide-soignant joue souvent le rôle de premier interlocuteur, celui qui apporte réconfort et compréhension, tout en accomplissant les tâches essentielles au bien-être du patient.

Pour établir ce lien de confiance, l'aide-soignant doit d'abord montrer de l'empathie. Cela ne signifie pas simplement de se montrer compatissant, mais de véritablement chercher à comprendre le patient, ses peurs, ses besoins et ses préoccupations. C'est une écoute active, une présence rassurante qui dit au patient : "Je suis là pour vous".

La communication ouverte et honnête est le second pilier de cette confiance. Cela signifie informer le patient de ce qui va se passer, lui expliquer les procédures, et répondre à ses questions avec patience. C'est aussi reconnaître ses propres limites et dire "Je ne sais pas, mais je vais me renseigner", si nécessaire.

La constance est un autre élément clé. En réanimation, où tout peut changer en un instant, avoir une présence constante et prévisible peut être d'un grand réconfort pour le patient. Cela peut être aussi simple que de toujours saluer le patient en entrant dans la chambre, ou de lui parler même s'il est inconscient.

La confidentialité est également primordiale. Le patient doit savoir que ses informations, ses préoccupations et ses confidences seront traitées avec le plus grand respect et ne seront pas divulguées sans nécessité.
Mais ce lien de confiance ne se limite pas seulement au patient. Il s'étend aussi à la famille et aux proches. Ils sont souvent tout aussi anxieux, voire plus, et ont besoin d'être rassurés, informés et soutenus. L'aide-soignant peut jouer un rôle déterminant dans cette relation, en étant le pont entre l'équipe médicale et la famille.

Enfin, il est essentiel de comprendre que la confiance est un processus continu. Elle doit être cultivée, entretenue, et parfois reconstruite. Des erreurs peuvent survenir, des malentendus peuvent se produire, mais c'est dans la manière de les gérer que la confiance peut être renforcée ou érodée.

Au final, établir un lien de confiance en réanimation, c'est reconnaître l'humanité du patient et de sa famille, c'est les traiter avec dignité, respect et compassion. Pour l'aide-soignant, ce lien est à la fois une responsabilité et un privilège, le cœur même de sa vocation.

# Techniques de communication avec le patient

Les techniques de communication avec le patient en réanimation sont d'une importance capitale. Les patients y sont souvent dans un état de grande vulnérabilité, avec une capacité de communication limitée, voire inexistante. L'aide-soignant, en tant que membre clé de l'équipe soignante, doit donc être équipé d'un ensemble de compétences pour interagir de manière efficace et empathique. Voici une exploration de ces techniques dans le cadre fluide de la réanimation.

## 1. Écoute active :

L'écoute active est l'art d'entendre non seulement les mots prononcés, mais aussi les émotions et les sentiments non exprimés. Cela implique de regarder le patient, d'accorder une attention totale et de fournir des réponses verbales et non verbales pour montrer qu'on l'écoute.

## 2. Communication non verbale :

Les expressions faciales, le contact visuel, les gestes et la posture sont autant de moyens de communication essentiels en réanimation. Un sourire rassurant, une main tendue ou une posture ouverte peuvent souvent en dire plus que des mots.

## 3. Clarification :

Si le patient dit quelque chose d'ambigu ou de confus, il est essentiel de demander des clarifications pour s'assurer que le message est bien compris. Cela peut être fait en reformulant ce que le patient a dit ou en posant des questions ouvertes pour obtenir plus de détails.

## 4. Parler lentement et clairement :

De nombreux patients en réanimation peuvent être désorientés ou avoir des difficultés à traiter des informations complexes. Il est donc important de parler à un rythme approprié et d'éviter le jargon médical.

## 5. Utiliser le toucher de manière appropriée :
Un simple toucher, comme une main sur l'épaule, peut être un moyen puissant de communiquer de l'empathie, du réconfort ou de l'assurance, à condition qu'il soit utilisé de manière respectueuse et appropriée.

## 6. Validation :
Valider les sentiments et les préoccupations du patient est crucial. Cela signifie reconnaître ce qu'ils ressentent sans jugement, même si on ne peut pas nécessairement y remédier.

## 7. Poser des questions ouvertes :
Cela encourage le patient à partager plus librement ses pensées et ses sentiments, plutôt que de répondre simplement par "oui" ou "non".

## 8. Être présent :
La présence n'est pas seulement physique. Cela signifie d'être pleinement attentif au patient, sans distractions.

## 9. Anticiper les besoins :
Avec l'expérience, l'aide-soignant peut souvent anticiper ce dont un patient pourrait avoir besoin ou ce qu'il pourrait ressentir, et y répondre proactivement.

## 10. Respecter les silences :
Tout n'a pas besoin d'être dit. Parfois, le silence peut offrir un espace pour la réflexion, la guérison ou le traitement de l'information.

## 11. Adapter la communication au niveau de conscience :
Même si un patient semble inconscient ou non réactif, il est

essentiel de continuer à lui parler et à expliquer ce qui se passe. De nombreux patients rapportent plus tard avoir entendu des conversations ou ressenti la présence de soignants, même dans un état altéré.

En conclusion, la communication en réanimation est un équilibre délicat entre l'expression technique et l'empathie humaine. Pour l'aide-soignant, maîtriser ces techniques est non seulement essentiel pour fournir des soins de qualité, mais aussi pour renforcer ce lien précieux de confiance avec le patient, qui est au cœur de toute guérison.

# Rôle de l'écoute active

L'écoute active est bien plus qu'une simple compétence de communication. Elle est la pierre angulaire d'une interaction humaine authentique et empathique, en particulier dans des environnements où la sensibilité et la compréhension sont cruciales, comme c'est le cas en réanimation. Plongeons-nous dans la profondeur et la portée de l'écoute active dans le contexte du rôle de l'aide-soignant.

Dans le murmure constant des machines, le cliquetis des instruments et le ballet incessant des soignants en réanimation, l'écoute active devient le phare silencieux qui guide l'interaction entre l'aide-soignant et le patient. Au-delà des mots, c'est un engagement total, une ouverture à l'autre, permettant de percevoir non seulement ce qui est dit, mais aussi ce qui est tu ou omis.

### 1. Réassurance :
En réanimation, le patient est souvent effrayé, désorienté ou en détresse. À travers l'écoute active, l'aide-soignant peut reconnaître ces sentiments et fournir une réassurance appropriée, montrant au patient qu'il est compris et pris en charge.

## 2. Compréhension profonde :

Les patients n'expriment pas toujours leurs besoins ou leurs préoccupations directement. L'écoute active permet de déceler des indices subtils, des nuances dans la voix ou des non-dits qui peuvent révéler des informations cruciales pour le bien-être du patient.

## 3. Éviter les malentendus :

Dans le monde clinique, les erreurs peuvent avoir des conséquences graves. En écoutant activement, l'aide-soignant peut s'assurer qu'il comprend bien les besoins et les préoccupations du patient, évitant ainsi des malentendus potentiellement dangereux.

## 4. Renforcement du lien thérapeutique :

Quand un patient se sent écouté et compris, il est plus susceptible de faire confiance à son soignant. Cette confiance est vitale en réanimation, où les interventions peuvent être invasives et stressantes.

## 5. Détection précoce des complications :

Parfois, les premiers signes d'une complication ou d'une détérioration peuvent être subtils : une légère inquiétude dans la voix, une hésitation à exprimer une douleur. L'écoute active peut aider à repérer ces signes précoces.

## 6. Facilitation de la prise de décision :

En écoutant activement les préoccupations, les peurs et les espoirs du patient, l'aide-soignant peut mieux orienter l'équipe médicale pour adapter les soins et prendre des décisions éclairées.

## 7. Soutien émotionnel :

L'écoute est en elle-même une forme de thérapie. Le simple fait d'avoir quelqu'un qui écoute sans jugement peut apporter un grand réconfort à un patient en détresse.

**8. Prévention de l'épuisement professionnel :**
Pour l'aide-soignant lui-même, l'écoute active peut être un outil de préservation. En étant vraiment présent et connecté, il est possible d'éviter le sentiment de déconnexion qui peut mener à l'épuisement.
En somme, l'écoute active en réanimation est un acte profondément humain, mais aussi un outil clinique de grande valeur. Pour l'aide-soignant, elle incarne l'essence même de sa vocation : être là pour l'autre, dans toute sa complexité et sa vulnérabilité, et contribuer ainsi à la guérison, tant physique qu'émotionnelle.

# Collaboration avec les familles

La collaboration avec les familles est un aspect fondamental du travail de l'aide-soignant en réanimation. Les familles jouent un rôle central dans le soutien émotionnel, psychologique et parfois physique du patient. En tant que pilier du processus de guérison, elles requièrent une attention et une collaboration spécifiques pour assurer une prise en charge globale du patient. Décryptons cet aspect crucial.

Au cœur de la réanimation, chaque bip de machine, chaque mouvement de personnel médical peut être un rappel brutal pour une famille que leur proche est dans un état critique. Dans cette ambiance où la tension est palpable, l'aide-soignant, avec sa proximité quotidienne au patient, se positionne souvent comme le trait d'union entre l'équipe médicale et la famille.

**1. Accueil et orientation :**
Lorsqu'une famille pénètre pour la première fois dans l'unité de réanimation, elle est souvent déboussolée, anxieuse. L'aide-soignant les accueille, les oriente, leur

explique les règles et les routines, créant ainsi un premier lien de confiance.

## 2. Écoute et empathie :
Les familles ont besoin d'exprimer leurs inquiétudes, leurs espoirs, leurs doutes. L'aide-soignant offre une oreille attentive, devenant ainsi une source de soutien émotionnel.

## 3. Mise à jour régulière :
Même si l'aide-soignant ne peut pas toujours donner des détails médicaux, il peut néanmoins rassurer la famille sur le bien-être quotidien du patient, sur sa nuit, son alimentation, ou tout autre aspect relevant de sa compétence.

## 4. Education :
Aider les familles à comprendre l'environnement de réanimation, les équipements, les sons et les routines peut réduire l'anxiété. L'aide-soignant peut également enseigner à la famille comment interagir avec le patient, surtout lorsque celui-ci est intubé ou inconscient.

## 5. Soutien dans les moments difficiles :
Lorsqu'il faut annoncer de mauvaises nouvelles ou prendre des décisions difficiles, l'aide-soignant, par sa connaissance intime du patient et de sa famille, peut fournir un soutien essentiel, que ce soit en étant simplement présent ou en facilitant la communication entre la famille et l'équipe médicale.

## 6. Encourager la participation :
Que ce soit pour stimuler le patient, lui parler, le toucher, ou simplement être présent, l'aide-soignant peut encourager la famille à jouer un rôle actif, renforçant ainsi le lien patient-famille et facilitant la guérison.

### 7. Préparation à la sortie :

Lorsqu'un patient est prêt à quitter la réanimation, l'aide-soignant peut aider la famille à se préparer, en les informant des prochaines étapes, en répondant à leurs questions et en les orientant vers d'autres ressources si nécessaire.

### 8. Auto-soin :

Il est également crucial que l'aide-soignant encourage la famille à prendre soin d'elle-même, en leur rappelant l'importance de manger, de se reposer et de chercher du soutien si nécessaire.

### 9. Médiation :

Parfois, des tensions peuvent surgir, que ce soit entre membres de la famille ou entre la famille et l'équipe médicale. Grâce à sa position unique, l'aide-soignant peut jouer un rôle de médiateur, facilitant la communication et aidant à résoudre les malentendus.

En définitive, la collaboration avec les familles ne se limite pas à une série de tâches ou de routines. C'est un art délicat, un équilibre entre soutien, éducation, écoute et médiation. Pour l'aide-soignant en réanimation, chaque famille est unique, chaque histoire est singulière, mais le but reste le même : entourer le patient d'un cercle de soins et d'amour pour favoriser la meilleure issue possible.

# Accompagnement et soutien

L'accompagnement et le soutien en réanimation transcendent la simple prise en charge médicale. Ils touchent au cœur même de la dimension humaine des soins, où l'aide-soignant joue un rôle pivot. Dans l'univers de la réanimation, où la technicité médicale et l'urgence coexistent, l'accompagnement et le soutien apportent une touche essentielle d'humanité, de chaleur et d'espérance.

Plongeons dans ce voyage de l'accompagnement et du soutien à travers les yeux et les gestes de l'aide-soignant.

Dans le paysage éthéré de la réanimation, où le temps semble parfois suspendu, chaque patient est bien plus qu'une série de symptômes ou de diagnostics. C'est une personne avec une histoire, des rêves, des peurs et des espoirs. L'aide-soignant le sait. Et dans ce ballet des soins, l'accompagnement et le soutien deviennent une danse délicate entre présence, écoute et action.

## 1. Présence :

La simple présence de l'aide-soignant, sa main rassurante, son regard compatissant, peuvent apporter une immense réconfort à un patient terrifié ou à une famille désemparée. Parfois, le silence est le plus puissant des soutiens.

## 2. Écoute :

Dans le tumulte des machines et des interventions, l'écoute active de l'aide-soignant devient un refuge pour le patient. C'est l'occasion pour lui d'exprimer ses peurs, ses préoccupations ou simplement de partager une anecdote ou un souvenir.

## 3. Soutien émotionnel :

Face à la douleur, à l'inconfort ou à l'incertitude, l'aide-soignant offre une épaule sur laquelle s'appuyer, un mot réconfortant, ou simplement une présence silencieuse mais bienveillante.

## 4. Soutien physique :

De la simple aide à la mobilisation au confort dans le lit, l'aide-soignant veille à ce que le patient soit le plus à l'aise possible, minimisant ainsi les douleurs et les inconforts.

## 5. Soutien psychologique :

En étant à l'écoute des besoins émotionnels et psychologiques du patient, et en reconnaissant les signes de détresse, l'aide-soignant peut orienter vers une prise en charge psychologique adaptée.

## 6. Éducation :
L'aide-soignant, par son rôle pédagogique, aide le patient et sa famille à comprendre les procédures, les équipements et les interventions, réduisant ainsi l'anxiété et les peurs.

## 7. Liaison avec l'équipe médicale :
En tant que maillon de l'équipe, l'aide-soignant facilite la communication entre le patient, sa famille et l'équipe médicale, assurant une continuité des soins et une compréhension mutuelle.

## 8. Accompagnement spirituel :
Pour certains patients, la spiritualité joue un rôle crucial dans leur processus de guérison. L'aide-soignant respecte ces besoins et peut faciliter la visite d'un guide spirituel ou d'un représentant religieux si le patient le souhaite.

## 9. Accompagnement en fin de vie :
Dans les moments où la vie semble se retirer, l'aide-soignant demeure un soutien inestimable, assurant confort, dignité et respect au patient et à sa famille.

Dans cette danse délicate de l'accompagnement et du soutien, l'aide-soignant se révèle non seulement comme un professionnel de santé, mais aussi comme un être profondément humain, tissant un lien d'amour, de respect et de bienveillance avec chaque patient et sa famille. Ce n'est pas simplement une vocation, c'est un art, un don, une mission.

# Gérer les attentes
# et les angoisses des proches

Gérer les attentes et les angoisses des proches en réanimation est un défi complexe. Le service de réanimation est souvent perçu comme une zone d'incertitude, où les espoirs de rétablissement cohabitent avec la peur de la perte. Dans cet environnement, l'aide-soignant joue un rôle essentiel, non seulement dans le soin du patient, mais aussi dans la navigation à travers le labyrinthe émotionnel des proches.

Immergeons-nous dans la manière dont un aide-soignant peut aborder cette tâche délicate, avec empathie et professionnalisme.

Au cœur du service de réanimation, chaque son, chaque alerte, chaque mouvement est scruté avec inquiétude par les proches. La complexité des appareils, le va-et-vient du personnel soignant, les discussions à voix basse : tout cela peut amplifier l'angoisse. L'aide-soignant, par sa proximité quotidienne avec le patient, est souvent le premier point de contact pour ces familles en quête de réponses.

## 1. Écoute active :
La première étape pour gérer les attentes est de comprendre ce qu'elles sont. L'aide-soignant prend le temps d'écouter les préoccupations, les peurs et les espoirs des proches. Cette écoute sincère permet d'établir un lien de confiance.

## 2. Communication claire et transparente :
Même si l'aide-soignant ne détient pas toutes les réponses médicales, il peut partager des informations sur le bien-être quotidien du patient, tout en clarifiant ce qui relève de sa compétence et ce qui nécessite l'intervention d'un médecin ou d'une infirmière.

### 3. Rassurer sans faire de fausses promesses :

Il est crucial de trouver un équilibre entre rassurer la famille et ne pas créer de fausses attentes. L'aide-soignant peut parler des progrès observés, tout en restant réaliste sur la situation.

### 4. Éducation :

Aider les proches à comprendre l'environnement de la réanimation, les routines et les appareils peut réduire significativement leur angoisse. Quand on comprend mieux, on craint moins.

### 5. Créer un environnement accueillant :

Qu'il s'agisse d'un espace calme pour discuter ou d'assurer un moment d'intimité avec le patient, ces petites attentions peuvent grandement aider à apaiser les angoisses.

### 6. Orientation vers d'autres professionnels :

Si les proches semblent dépassés par l'angoisse ou le chagrin, l'aide-soignant peut suggérer qu'ils rencontrent un psychologue ou un travailleur social de l'hôpital pour un soutien supplémentaire.

### 7. Respecter le rythme et les besoins de chacun :

Chaque famille, chaque proche a sa propre manière de gérer l'angoisse. Certains voudront des détails précis, d'autres préféreront une vue d'ensemble. Certains voudront rester près du patient en permanence, d'autres auront besoin de prendre l'air. Reconnaître et respecter ces différences est essentiel.

### 8. Montrer de l'empathie :

Souvent, plus que des mots, c'est l'empathie qui parle le plus. Un sourire, une main sur l'épaule, un regard compatissant, peuvent faire des merveilles pour soulager l'angoisse des proches.

Dans cette mission délicate de gestion des attentes et des angoisses, l'aide-soignant, par son humanité et son professionnalisme, devient un phare pour les proches, les guidant à travers la tempête émotionnelle de la réanimation.

# Chapitre 6 :
# SÉCURITÉ ET PRÉVENTION

## Protocoles d'hygiène

L'hygiène est un pilier fondamental en réanimation. Dans cet environnement où les patients sont souvent dans un état critique et où leurs défenses immunitaires peuvent être affaiblies, le respect strict des protocoles d'hygiène est crucial pour prévenir les infections nosocomiales et assurer la sécurité de tous. L'aide-soignant est en première ligne pour appliquer ces protocoles. Plongeons dans la dimension cruciale de l'hygiène en réanimation à travers le prisme de l'aide-soignant.

Lorsqu'on franchit les portes du service de réanimation, on entre dans un sanctuaire de propreté et de stérilité. Chaque détail, chaque mouvement est conçu pour minimiser le risque d'infection. C'est dans cet univers que l'aide-soignant opère, armé d'une connaissance approfondie des protocoles d'hygiène.

### 1. Hygiène des mains :
C'est la première et la plus essentielle des barrières contre les infections. L'aide-soignant doit se laver les mains régulièrement, avant et après chaque contact avec un patient, après tout retrait de gants, après être entré en contact avec des fluides corporels et après avoir touché tout objet ou surface potentiellement contaminée. Le gel hydroalcoolique est souvent utilisé pour son efficacité et sa rapidité d'action.

### 2. Port d'équipements de protection individuelle (EPI) :
Gants, blouses, masques, lunettes de protection, bonnets... Ces équipements varient en fonction de la tâche

à accomplir et du niveau de risque associé. L'aide-soignant doit être formé à leur utilisation correcte, ainsi qu'à leur retrait sans risque de contamination.

## 3. Gestion des déchets :
Les déchets médicaux doivent être triés et éliminés en respectant des catégories spécifiques : déchets d'activités de soins à risque infectieux (DASRI), déchets assimilables aux ordures ménagères, etc. L'aide-soignant doit s'assurer que les déchets sont placés dans les bons contenants et éliminés conformément aux réglementations.

## 4. Nettoyage et désinfection :
Tous les équipements, surfaces, sols et dispositifs médicaux doivent être nettoyés et désinfectés régulièrement selon des protocoles précis pour éviter la propagation des germes.

## 5. Hygiène des patients :
Les soins d'hygiène corporelle, le changement de vêtements, la toilette intime, tout est réalisé avec le plus grand soin pour prévenir les infections et favoriser le bien-être du patient.

## 6. Prévention des infections associées aux dispositifs médicaux :
Cathéters, sondes, respirateurs... Tous ces dispositifs, s'ils ne sont pas gérés correctement, peuvent être des vecteurs d'infection. L'aide-soignant doit être vigilant et suivre les protocoles pour leur mise en place, leur entretien et leur retrait.

## 7. Alimentation et hydratation :
L'hygiène est aussi cruciale lors de la préparation et de la distribution des repas. Les surfaces de travail doivent être propres, les aliments conservés à la bonne température, et les précautions prises pour éviter toute contamination.

**8. Formation continue :**
Les protocoles d'hygiène évoluent régulièrement, en fonction des nouvelles recherches et des retours d'expérience. L'aide-soignant doit donc être en formation continue pour être toujours à jour.

Au sein de la réanimation, chaque geste, chaque intervention est réalisée avec une précision chirurgicale, non seulement pour soigner mais aussi pour protéger. Dans cette mission, l'aide-soignant est un acteur clé, garant de l'hygiène et de la sécurité, veillant inlassablement à préserver l'intégrité des patients et de l'équipe soignante.

# Prévention
# des infections nosocomiales

La prévention des infections nosocomiales est une préoccupation majeure en milieu hospitalier, et particulièrement en réanimation où les patients sont souvent dans un état critique et donc plus vulnérables. Les infections nosocomiales sont des infections qui ne sont ni présentes ni en incubation lors de l'admission du patient à l'hôpital, mais qui se développent pendant ou après le séjour. Elles peuvent avoir des conséquences graves pour le patient et entraîner des coûts supplémentaires pour le système de santé. L'aide-soignant joue un rôle central dans la mise en œuvre des mesures préventives.

L'importance de la prévention
Dans l'enceinte des murs de la réanimation, chaque détail compte. Une infection peut facilement se propager si l'hygiène et les protocoles ne sont pas scrupuleusement respectés. L'aide-soignant, souvent le premier à être en contact direct et continu avec le patient, est donc au cœur de cette prévention.

**1. Lavage des mains :**
Cela semble simple, mais c'est l'une des mesures les plus efficaces pour prévenir la transmission des infections. Le lavage des mains doit être effectué avant et après tout contact avec le patient, après avoir touché des surfaces ou des objets potentiellement contaminés, et après tout contact avec des fluides corporels. L'utilisation de solutions hydroalcooliques est encouragée pour sa rapidité et son efficacité.

**2. Equipements de protection individuelle (EPI) :**
Le port correct et systématique d'EPI (gants, masques, blouses, lunettes de protection) lors des soins et interventions est essentiel pour éviter la transmission de micro-organismes.

**3. Hygiène du patient :**
Un patient propre est moins susceptible de développer des infections. Les soins d'hygiène quotidienne, comme la toilette, le bain au lit si nécessaire, le changement régulier de vêtements et de draps, contribuent à la prévention.

**4. Techniques aseptiques :**
Lors de la mise en place ou de la manipulation de dispositifs médicaux invasifs (cathéters, sondes...), il est impératif d'utiliser des techniques aseptiques pour réduire le risque d'infection.

**5. Gestion de l'environnement :**
Un environnement propre est également essentiel. Les surfaces, surtout celles à proximité du patient, doivent être régulièrement nettoyées et désinfectées. De même, l'air de la pièce doit être purifié grâce à des systèmes de ventilation adaptés.

**6. Surveillance et alerte :**
L'aide-soignant doit être formé à reconnaître les signes

d'une infection naissante chez le patient, comme la fièvre, les frissons ou toute modification de l'état général. Une détection rapide permet une prise en charge immédiate, limitant la progression de l'infection.

## 7. Vaccination :
Assurer que le personnel soignant est à jour dans ses vaccinations est également un moyen efficace de prévention, notamment contre la grippe, qui peut être particulièrement dangereuse pour des patients en réanimation.

## 8. Formation et sensibilisation :
Les protocoles peuvent évoluer, et il est crucial que tout le personnel, y compris les aides-soignants, soit régulièrement formé et sensibilisé aux meilleures pratiques en matière de prévention des infections nosocomiales.
En réanimation, où le risque est omniprésent et les marges d'erreur réduites, l'aide-soignant est l'un des gardiens silencieux de la sécurité du patient. Par ses actions, ses gestes et sa vigilance, il contribue activement à créer un environnement sûr, où la guérison peut s'opérer sans la menace supplémentaire des infections nosocomiales.

# Utilisation correcte des équipements de protection individuelle

L'utilisation correcte des équipements de protection individuelle (EPI) est cruciale pour prévenir la propagation des infections et garantir la sécurité des patients et du personnel médical, en particulier dans un environnement sensible comme la réanimation. Les EPI agissent comme une barrière physique, empêchant les germes et les contaminants d'atteindre l'utilisateur. Mais ils ne sont efficaces que s'ils sont utilisés correctement. Voici un aperçu de cette pratique essentielle à travers le prisme de l'aide-soignant en réanimation.

L'essence de la protection

Dans l'atmosphère contrôlée d'une unité de réanimation, chaque seconde compte, chaque détail a de l'importance. L'EPI est la première ligne de défense pour l'aide-soignant face à l'invisible armée de micro-organismes. C'est une armure, mais comme toute armure, elle doit être portée correctement pour fournir une protection maximale.

## 1. Connaissance des EPI :

Avant tout, il est essentiel de savoir quel type d'EPI est nécessaire pour chaque tâche. Cela peut varier d'une simple paire de gants à une combinaison étanche complète, en fonction du risque associé.

## 2. Habillage :

- Commencer par un lavage minutieux des mains.
- **Mettre la tenue dans le bon ordre :** d'abord la blouse, ensuite le masque, puis les lunettes de protection ou la visière, et enfin les gants. Cette séquence assure que les gants, qui sont les plus susceptibles d'être contaminés, sont placés par-dessus les poignets de la blouse, réduisant ainsi la surface de peau exposée.
- Assurez-vous que tous les EPI sont bien ajustés, couvrant toutes les zones nécessaires sans être trop serrés.

## 3. Retrait :

Le moment du retrait de l'EPI est crucial, car c'est à ce moment que le risque de contamination est le plus élevé.

- **Commencez par enlever les gants,** car ils sont probablement le plus contaminé.
- Ensuite, retirez la visière ou les lunettes en touchant uniquement les branches.

- **Retirez la blouse** en la roulant sur elle-même, en évitant de toucher la partie extérieure.
- **Enfin, retirez le masque,** en touchant uniquement les élastiques ou les attaches, et jetez-le.

Après le retrait des EPI, il est impératif de se laver soigneusement les mains.

### 4. Élimination et désinfection :

Disposez correctement des EPI jetables dans des poubelles dédiées. Si les EPI sont réutilisables, suivez les protocoles de désinfection appropriés pour chaque équipement.

### 5. Formation et révision :

Il est essentiel que l'aide-soignant reçoive une formation adéquate sur l'utilisation des EPI et qu'il soit régulièrement évalué et remis à jour sur les meilleures pratiques.

En conclusion, en réanimation, l'erreur n'a pas sa place. La bonne utilisation des EPI ne se résume pas à une simple mesure de protection : c'est un engagement, un geste de respect envers soi-même, les patients et l'ensemble de l'équipe médicale. L'aide-soignant, en portant correctement son armure, se dresse comme un rempart contre les menaces invisibles, garantissant ainsi un environnement plus sûr pour tous.

# Sécurité des patients

La sécurité des patients en milieu de réanimation est au cœur de toutes les préoccupations. Dans cet environnement complexe où les patients sont particulièrement vulnérables, chaque geste, chaque décision, chaque intervention est cruciale. L'aide-soignant, interface constante entre le patient et l'équipe médicale, joue un rôle clé dans la préservation de cette sécurité. Examinons cela de manière fluide et approfondie.

Un enjeu d'une importance vitale
Chaque lit de réanimation raconte une histoire de vie accrochée à un fil. L'aide-soignant, de par sa proximité avec le patient, en est souvent le témoin silencieux. Et dans ce ballet quotidien où les technologies avancées côtoient l'humain dans sa fragilité la plus extrême, la sécurité du patient est le fil d'Ariane qui guide chaque action.

### 1. Identification du patient :
Cela peut sembler élémentaire, mais vérifier et confirmer l'identité du patient avant chaque intervention ou soin est essentiel pour éviter des erreurs, surtout dans un environnement où les patients peuvent être inconscients ou désorientés.

### 2. Surveillance constante :
L'aide-soignant doit être formé à reconnaître les signes avant-coureurs d'une détérioration de l'état du patient. Des changements dans la respiration, le teint, le niveau de conscience ou la réponse aux stimuli sont autant de signaux d'alerte.

### 3. Prévention des chutes :
En réanimation, de nombreux patients peuvent être faibles ou désorientés. L'aide-soignant veille à sécuriser leur environnement, à utiliser des barrières de lit si nécessaire et à superviser étroitement les déplacements.

### 4. Administration des médicaments :
Même si ce n'est pas toujours de son ressort direct, l'aide-soignant peut être amené à assister lors de l'administration des médicaments. Dans ce cas, une vérification rigoureuse des doses, des médicaments et des horaires est vitale.

### 5. Gestion des dispositifs médicaux :
Cathéters, sondes, appareils de ventilation... leur

manipulation requiert précaution et compétence. L'aide-soignant doit s'assurer qu'ils sont correctement positionnés, fixés et fonctionnent correctement.

### 6. Communication efficace :
L'aide-soignant est souvent le premier à remarquer un changement ou une anomalie. Une communication claire et rapide avec le reste de l'équipe médicale est donc essentielle pour assurer une intervention en temps voulu.

### 7. Respect de la dignité du patient :
Au-delà des aspects techniques, la sécurité du patient englobe aussi son bien-être émotionnel. L'aide-soignant veille à traiter chaque patient avec respect et dignité, à préserver son intimité et à écouter ses préoccupations.

### 8. Formation continue :
Les protocoles évoluent, de nouvelles technologies émergent. L'aide-soignant doit s'engager dans une formation continue pour rester à la pointe des meilleures pratiques en matière de sécurité des patients.
En conclusion, l'environnement de la réanimation est un mélange de science, de technologie et d'humanité. Au centre de tout cela, l'aide-soignant veille, avec dévouement et compétence, à la sécurité de chaque patient, garantissant que, malgré les défis et les incertitudes, chaque vie est traitée avec le plus grand soin et respect.

# Prévention des chutes

La prévention des chutes en unité de réanimation est primordiale, étant donné la vulnérabilité accrue des patients dans cet environnement. Ces chutes peuvent avoir des conséquences graves, non seulement à cause de l'état souvent fragile des patients, mais aussi en raison des dispositifs médicaux et des tuyaux auxquels ils peuvent être connectés. Dans ce contexte, l'aide-soignant est en première ligne pour prévenir ces accidents. Abordons ce sujet avec une approche fluide et complète.

Les enjeux de la prévention
Chaque patient en réanimation est unique, mais ils partagent tous un risque commun : la chute. Que ce soit en raison de la faiblesse musculaire, de la désorientation due aux médicaments, ou même d'une simple tentative de se lever pour aller aux toilettes sans assistance, le danger est omniprésent.

## 1. Évaluation du risque :
Dès l'arrivée d'un patient, et régulièrement tout au long de son séjour, une évaluation des risques de chute est effectuée. Cette évaluation prend en compte des éléments tels que l'âge du patient, son état mental, les médicaments qu'il prend, sa capacité à se déplacer et son historique de chutes antérieures.

## 2. Sensibilisation du patient et de la famille :
Il est essentiel d'informer le patient et sa famille des risques associés à la mobilité non accompagnée en réanimation. Cette étape d'éducation est primordiale et permet souvent d'éviter des accidents.

## 3. Aménagement sécurisé :
L'environnement du patient doit être optimisé pour sa sécurité. Cela inclut :
- La position du lit : assez bas pour que les pieds du patient touchent le sol lorsqu'il est assis.
- L'élimination des obstacles potentiels.
- La mise en place de barrières de lit pour les patients à haut risque.
- L'utilisation de chaussures antidérapantes ou de chaussettes à semelle adhérente.

### 4. Surveillance accrue :

Pour les patients identifiés comme étant à haut risque, une surveillance accrue, voire une présence constante à leurs côtés, peut être nécessaire.

### 5. Protocoles d'intervention :

Si un patient tente de se lever ou se montre agité, l'aide-soignant doit savoir comment réagir rapidement pour assurer sa sécurité. Cela pourrait inclure la mobilisation d'autres membres du personnel pour assistance.

### 6. Revue des incidents :

Si une chute se produit, elle doit être minutieusement analysée pour identifier les causes et ajuster les protocoles en conséquence. C'est un processus d'apprentissage continu qui permet d'améliorer constamment la sécurité.

### 7. Formation continue :

L'aide-soignant, tout comme le reste de l'équipe médicale, doit être régulièrement formé aux meilleures pratiques en matière de prévention des chutes.

La prévention des chutes en réanimation est un défi constant, requérant une vigilance sans relâche et une approche multidisciplinaire. L'aide-soignant, avec sa connaissance intime de la routine quotidienne et des besoins du patient, est un acteur clé pour assurer que chaque patient puisse se remettre dans les meilleures conditions possibles, sans les complications supplémentaires que pourraient engendrer une chute.

# Gestion
# des patients agités ou confus

La gestion des patients agités ou confus en réanimation est un défi courant et délicat. Ces états peuvent être causés par une variété de facteurs : les médicaments, la douleur, la désorientation due à la maladie, ou même le sevrage d'alcool ou de médicaments. Face à cette agitation, l'aide-soignant doit agir avec calme, compétence et compassion, tout en garantissant la sécurité du patient et de l'équipe médicale. Abordons cette thématique avec nuance et profondeur.

Comprendre l'origine de l'agitation
Avant toute intervention, il est essentiel de comprendre les racines de l'agitation. Est-ce une réaction à la douleur, un effet secondaire médicamenteux, ou peut-être une réponse à l'isolement et à l'environnement inconnu de la réanimation?

## 1. Évaluation initiale :
La première étape est l'évaluation. Est-ce que le patient est orienté dans le temps et l'espace? Quel est son niveau de conscience? A-t-il des antécédents de confusion ou de troubles mentaux?

## 2. Dialogue et réassurance :
L'aide-soignant peut souvent désamorcer une situation tendue simplement en parlant calmement au patient. Rassurer le patient sur son environnement, lui expliquer où il se trouve et pourquoi, peut aider à atténuer l'agitation.

## 3. Évaluation de la douleur :
La douleur non traitée peut être une cause majeure d'agitation. L'aide-soignant doit être formé pour reconnaître les signes non verbaux de douleur, surtout chez les patients qui ne peuvent pas s'exprimer clairement.

## 4. Environnement apaisant :
L'environnement de la réanimation peut être stressant avec ses lumières vives, ses nombreux bruits et son activité constante. L'aide-soignant peut jouer un rôle dans la

création d'un environnement plus apaisant, en ajustant l'éclairage, en réduisant le bruit ou en jouant de la musique douce, selon les besoins du patient.

## 5. Collaboration avec l'équipe médicale :
Si l'agitation persiste malgré les interventions initiales, l'aide-soignant doit rapidement informer l'équipe médicale. Cela peut conduire à une réévaluation des médicaments du patient ou à des interventions supplémentaires pour garantir la sécurité de tous.

## 6. Précautions de sécurité :
Dans les cas d'agitation extrême, il peut être nécessaire de recourir à des mesures de sécurité supplémentaires, telles que la mise en place de contentions ou la surveillance continue. Toutefois, ces mesures doivent toujours être utilisées en dernier recours et réévaluées régulièrement.

## 7. Soutien émotionnel :
La compassion est essentielle. L'aide-soignant, par son écoute et sa présence, peut offrir un soutien émotionnel précieux, rappelant au patient qu'il n'est pas seul dans cette épreuve.

## 8. Formation continue :
La gestion de l'agitation et de la confusion est un domaine en constante évolution. L'aide-soignant doit rester à jour avec les dernières techniques et recommandations en matière d'intervention.

En conclusion, face à l'agitation ou à la confusion, l'aide-soignant est souvent en première ligne. Sa capacité à intervenir avec calme, compétence et compassion est essentielle pour garantir la sécurité et le bien-être du patient. Dans ces moments tendus, c'est souvent l'humanité et l'expertise de l'aide-soignant qui font la différence, rassurant le patient et guidant l'équipe médicale vers les meilleures interventions possibles.

# Chapitre 7 :
# ASPECTS JURIDIQUES
# EN RÉANIMATION

## Droits du patient

Le respect des droits du patient est une pierre angulaire des soins médicaux modernes. Même dans l'environnement intense et souvent urgent de la réanimation, ces droits restent inaliénables et doivent être préservés. L'aide-soignant joue un rôle central dans cette mission, étant souvent en première ligne de la prise en charge du patient. Abordons cette question avec profondeur et précision.

Principe de l'autonomie du patient
Tout patient est maître de son propre corps. Cela signifie qu'il a le droit de consentir ou de refuser un traitement, après avoir été pleinement informé de ses implications, bénéfices et risques.

**1. Consentement éclairé :**
Avant toute procédure ou traitement, le patient doit donner son consentement éclairé. Cela implique que le personnel médical lui a fourni toutes les informations pertinentes, dans un langage clair et accessible, pour lui permettre de prendre une décision éclairée.

**2. Refus de traitement :**
Tout patient a le droit de refuser un traitement, même s'il est potentiellement salvateur. Dans ces situations, le rôle de l'aide-soignant est de s'assurer que ce refus est respecté, tout en fournissant les soins de confort nécessaires.

Confidentialité

Le respect de la vie privée du patient est sacro-saint. Tout ce qui est discuté ou observé en réanimation doit rester confidentiel.

**1. Protection des informations médicales :**

Les dossiers médicaux, les conversations sur le patient et les autres informations pertinentes doivent être protégés et accessibles uniquement au personnel autorisé.

**2. Discrétion :**

L'aide-soignant doit toujours faire preuve de discrétion, en évitant de discuter des détails des patients en dehors des contextes appropriés, tels que les transmissions entre collègues.

Prise en charge sans discrimination

Chaque patient a le droit de recevoir des soins de qualité, indépendamment de son âge, sexe, origine ethnique, religion, orientation sexuelle, situation économique ou toute autre caractéristique.

**1. Égalité des soins :**

Quelles que soient les circonstances, l'aide-soignant doit s'efforcer de fournir le même niveau de soins à tous les patients.

**2. Sensibilisation culturelle :**

La formation à la sensibilité culturelle est essentielle pour comprendre et respecter les différentes valeurs, croyances et besoins des patients.

Droit à l'information

Le patient a le droit d'être informé de son état, des traitements proposés et de toutes les autres informations pertinentes à sa prise en charge.

**1. Communication claire :**

Même si l'aide-soignant n'est pas toujours responsable de fournir des informations médicales détaillées, il doit s'assurer que le patient comprend bien les soins qui lui sont prodigués et sait à qui s'adresser pour obtenir des informations complémentaires.

**2. Facilitation :**
L'aide-soignant peut également faciliter les communications entre le patient, sa famille et l'équipe médicale, créant ainsi un environnement de confiance.

<u>Respect de la dignité</u>
Même dans des situations de détresse, chaque patient mérite d'être traité avec dignité et respect.

**1. Respect de la personne :**
Qu'il s'agisse d'assurer l'intimité pendant les soins d'hygiène ou d'écouter les préoccupations du patient, l'aide-soignant doit toujours mettre en avant le respect de la dignité du patient.

**2. Soins de fin de vie :**
Dans les situations où le patient approche de la fin de sa vie, le respect de sa volonté, de ses croyances et de sa dignité est d'une importance capitale.

L'aide-soignant est le garant des droits du patient en réanimation. Il est essentiel qu'il soit formé, non seulement aux techniques médicales, mais aussi aux principes éthiques qui guident la profession. En mettant ces principes en pratique chaque jour, l'aide-soignant assure une prise en charge respectueuse et humaine pour chaque patient qu'il rencontre.

# Consentement et refus de traitement

Le consentement et le refus de traitement font partie intégrante des droits fondamentaux du patient. En comprenant profondément ces concepts, les professionnels de santé sont mieux armés pour naviguer dans les dilemmes éthiques et respecter l'autonomie du patient. Approchons ces sujets de manière fluide, en mettant l'accent sur l'importance de chaque dimension dans le contexte de la réanimation.

Le réveil d'une chirurgie, le bourdonnement des machines, les visages inconnus - l'environnement de la réanimation peut être une expérience déstabilisante pour de nombreux patients. Au cœur de cet univers, se jouent des décisions cruciales concernant la vie et le bien-être des patients. Et bien que la science médicale et la technologie puissent offrir d'innombrables options thérapeutiques, une question demeure : que veut réellement le patient?

Le sanctuaire du consentement
Le concept de consentement éclairé repose sur le principe fondamental que chaque individu a le droit d'autodétermination, c'est-à-dire de prendre des décisions concernant son propre corps et son propre bien-être.

- **L'information:** Avant d'obtenir le consentement, le patient doit être pleinement informé. Cela implique de fournir des explications claires et détaillées sur la procédure proposée, ses avantages, ses risques et les alternatives disponibles. Dans le tumulte de la réanimation, cela peut nécessiter des efforts supplémentaires pour garantir que le patient comprend vraiment.

- **La capacité:** Pour donner son consentement, le patient doit être jugé capable de comprendre l'information fournie et d'évaluer les conséquences de sa décision. Dans la réanimation, où les patients peuvent être confus ou altérés, évaluer cette capacité devient un exercice délicat.

- **La volonté:** Le consentement doit être donné librement, sans pression ou influence externe. Dans le cadre pressurisé de la réanimation, où chaque seconde compte, les professionnels de santé doivent s'assurer que les décisions sont prises sans précipitation.

L'écho du refus

Aussi surprenant que cela puisse paraître, le patient a le droit absolu de refuser un traitement, même si ce refus peut mettre sa vie en danger.

- **Refus anticipé:** Avant d'atteindre un état où ils ne peuvent pas communiquer, certains patients auront établi des directives anticipées ou désigné un mandataire pour prendre des décisions médicales en leur nom. Ces décisions doivent être respectées.

- **Naviguer dans le refus:** Lorsqu'un patient refuse un traitement, cela peut être source d'angoisse pour l'équipe médicale. L'important est d'engager un dialogue, d'explorer les raisons du refus et de voir si des compromis ou des alternatives peuvent être trouvés.

- **Respecter le refus:** Si après avoir discuté, le patient persiste dans son refus, il doit être respecté. C'est un témoignage du profond respect de l'autonomie du patient, même si cela peut être en conflit avec le désir du professionnel de santé de "faire du bien".

En réanimation, les décisions concernant les soins sont souvent urgentes et cruciales. Au milieu des signaux sonores, des tubes et des moniteurs, le consentement et le refus de traitement rappellent aux professionnels de santé que derrière chaque patient se trouve une personne unique, avec ses propres désirs, ses propres valeurs et sa propre voix. En respectant ces choix, même lorsqu'ils défient la logique médicale, les professionnels de santé honorent l'humanité de ceux qu'ils servent.

# Confidentialité
# et protection des données

Dans le monde médical moderne, où la technologie se mêle à l'art ancestral de la guérison, le respect de la confidentialité et la protection des données sont devenus des piliers inébranlables de la profession. Dans le contexte complexe et dynamique de la réanimation, où la vie de patients est suspendue à un fil, la nécessité de préserver l'intimité et les secrets de chaque patient est à la fois un impératif éthique et légal.

Les couloirs de la réanimation résonnent souvent des bip-bip des moniteurs cardiaques, des murmures des équipes médicales, et des confidences échangées entre patients et soignants. Mais derrière chaque conversation, chaque diagnostic et chaque donnée se trouve un engagement solennel : préserver le secret.

Le voile de la confidentialité
La confidentialité est le gardien des secrets médicaux, protégeant le patient non seulement des préjudices possibles mais aussi respectant son droit à la vie privée.

- **Le respect du secret :** Cela commence par les conversations. En réanimation, où les émotions sont vives et les enjeux élevés, les professionnels de santé doivent veiller à ce que les discussions sur les patients restent discrètes et protégées des oreilles indiscrètes.
- **Dossiers médicaux :** Ces dossiers contiennent souvent des informations détaillées, des diagnostics aux traitements. Ils doivent être stockés en toute sécurité, accessibles uniquement à ceux qui en ont besoin pour les soins du patient.
- **Protection contre les fuites :** Avec la numérisation des données médicales, les risques de cyberattaques ou de fuites accidentelles augmentent. Des mesures

robustes, tant technologiques qu'humaines, doivent être en place pour prévenir ces incidents.

La forteresse de la protection des données
À l'ère numérique, les informations médicales ne sont plus seulement des mots sur du papier, mais des bits et des octets stockés dans des bases de données massives.

- **Cadre légal :** De nombreuses juridictions ont adopté des lois strictes concernant le stockage, l'accès et le partage des données médicales. Connaître et respecter ces lois est essentiel pour tout professionnel de santé.
- **Mesures technologiques :** Des pare-feu aux systèmes de cryptage, en passant par des protocoles d'accès stricts, les hôpitaux et les cliniques doivent être équipés des meilleures technologies pour protéger les données des patients.
- **Formation et sensibilisation :** Les erreurs humaines, qu'il s'agisse d'un mot de passe facilement deviné ou d'un courriel trompeur, peuvent mettre en péril la sécurité des données. Former régulièrement le personnel et le sensibiliser aux risques est donc crucial.

Dans l'intensité de la réanimation, où chaque geste compte, il est facile d'oublier que la confiance est au cœur de la relation patient-soignant. En respectant scrupuleusement la confidentialité et en protégeant les données, les professionnels de santé renforcent ce lien de confiance, assurant aux patients qu'ils sont non seulement soignés, mais aussi respectés et protégés dans leur intimité. Ce n'est pas seulement une question de respect des lois, mais aussi d'honneur, d'éthique et d'humanité.

# Responsabilités de l'aide-soignant

Les unités de réanimation sont des environnements intenses, où chaque seconde peut compter et où la moindre erreur peut avoir des conséquences significatives. C'est dans ce cadre que l'aide-soignant opère, assumant une multitude de responsabilités essentielles qui, bien qu'elles puissent sembler subtiles par rapport aux interventions chirurgicales ou médicales, jouent un rôle inestimable dans le bien-être global du patient.

L'aide-soignant est l'incarnation de la compassion médicale, le visage rassurant que le patient voit à son chevet. Il est souvent le premier point de contact, celui qui établit la première connexion humaine dans un environnement souvent austère.

La continuité des soins
L'aide-soignant est le garant de la continuité des soins, veillant à ce que le patient bénéficie d'un suivi constant et cohérent. Ce n'est pas seulement une question d'assistance physique, mais aussi d'offrir une présence réconfortante et constante.

Tâches fondamentales
Des mesures vitales à la mobilité du patient, l'aide-soignant s'occupe des aspects fondamentaux du bien-être du patient. Ceci inclut :

- **Mesures vitales :** Bien que l'aide-soignant ne puisse pas interpréter les résultats, il est souvent chargé de surveiller régulièrement les constantes vitales du patient et d'alerter l'équipe médicale en cas d'anomalie.
- **Hygiène et confort :** Aider à la toilette, au changement de linge, à la mobilisation... Autant de gestes qui préservent la dignité et le confort du patient.

- **Alimentation :** Que ce soit pour servir des repas ou aider le patient à manger, l'aide-soignant joue un rôle essentiel dans la nutrition.

Médiateur de communication
Dans le tumulte de la réanimation, l'aide-soignant est souvent celui qui relaie les préoccupations du patient à l'équipe médicale, et vice versa. Il est l'intermédiaire, celui qui écoute et transmet.

Support émotionnel
Face à la peur, à l'incertitude, l'aide-soignant offre une oreille attentive, une épaule sur laquelle s'appuyer. Il est souvent celui qui reconnaît les signaux silencieux de détresse et qui offre un mot ou un geste de réconfort.

Éthique et discrétion
Faisant partie intégrante de l'équipe médicale, l'aide-soignant est tenu au même code éthique. Respect de la confidentialité, dignité du patient, non-discrimination sont autant de principes auxquels il est fermement attaché.

Dans la symphonie médicale de la réanimation, si les médecins et les infirmières sont souvent les solistes, l'aide-soignant est le rythme constant qui sous-tend chaque mouvement. Il est le lien qui connecte le patient à l'équipe médicale, offrant chaleur, humanité et professionnalisme à chaque étape. Ses responsabilités peuvent sembler basiques en surface, mais leur profondeur est incommensurable. L'aide-soignant est le cœur battant de la réanimation, pulsant d'empathie, de dévouement et de détermination.

# Cadre juridique de l'intervention

Au cœur du maelström des soins médicaux, où chaque intervention est guidée par la science, l'expérience et l'intuition, il existe un cadre qui maintient l'ordre, assure la protection et garantit les droits : le cadre juridique. En réanimation, ce cadre prend une importance particulière, car les patients sont souvent dans un état où ils ne peuvent pas exprimer leurs volontés ou prendre des décisions.

Fondements du cadre juridique
L'intervention médicale, même en réanimation, n'est pas une carte blanche donnée aux professionnels de santé. Elle est encadrée par des lois, des décrets et des chartes éthiques qui visent à assurer que chaque patient soit traité avec dignité, respect et compétence.

Consentement éclairé
Peut-être le principe le plus fondamental dans les soins médicaux. Chaque patient a le droit de comprendre la nature et les implications de tout traitement ou intervention avant qu'il ne soit entrepris.

- **Informations claires :** Avant toute intervention, il est impératif de fournir au patient ou à son représentant légal des informations claires et compréhensibles concernant la nature de l'intervention, les risques associés, les alternatives possibles et les résultats attendus.
- **Décision autonome :** Après avoir reçu toutes les informations nécessaires, le patient a le droit de prendre une décision libre et autonome, qu'il s'agisse de donner ou de refuser son consentement.

Droits des patients
Le respect des droits des patients est essentiel, même dans un environnement aussi pressant que la réanimation.

- **Confidentialité :** Tout patient a le droit à la confidentialité concernant son état, ses traitements et son historique médical.
- **Dignité et respect :** Tous les patients, quelle que soit leur condition, doivent être traités avec dignité, respect et sans discrimination.
- **Accès au dossier médical :** Le patient a le droit d'accéder à son dossier médical et de demander des corrections si nécessaire.

Décisions en l'absence de consentement
En réanimation, il est fréquent que les patients soient incapables de donner leur consentement. Dans de telles situations, des protocoles juridiques spécifiques entrent en jeu.
- **Représentant légal :** Si le patient a un mandataire ou un tuteur légal, c'est à cette personne que revient la décision.
- **Directives anticipées :** Si le patient a rédigé des directives anticipées concernant ses soins médicaux, celles-ci doivent être respectées tant qu'elles sont applicables à la situation actuelle.
- **Décision collégiale :** En l'absence de directives ou de représentant légal, une décision collégiale entre les professionnels de santé peut être prise, en prenant toujours en compte l'intérêt supérieur du patient.

Le cadre juridique en réanimation n'est pas qu'une série de règles et de régulations, c'est la garantie que, même dans les moments les plus critiques, le respect de la personne humaine reste au centre des préoccupations. Les professionnels de santé, notamment les aides-soignants, doivent être bien informés et formés à ces aspects, afin d'assurer une prise en charge optimale, éthique et légale de chaque patient.

# Gestion des erreurs et incidents

Chaque membre de l'équipe médicale, qu'il soit médecin, infirmier, ou aide-soignant, est humain, et l'erreur est une partie inévitable de l'expérience humaine. Pourtant, dans le monde de la réanimation, une erreur peut avoir des conséquences dramatiques.

Reconnaissance et acceptation
La première étape pour gérer une erreur est de la reconnaître. Il s'agit de dépasser le choc initial, la peur des conséquences ou la honte, et d'accepter que quelque chose n'a pas fonctionné comme prévu.

Communication transparente
Dès qu'une erreur est identifiée, elle doit être communiquée.
- **Au sein de l'équipe :** Il est essentiel d'alerter les collègues afin de prendre rapidement les mesures correctives nécessaires.
- **Au patient et à sa famille :** Ils ont le droit de savoir ce qui s'est passé, dans un langage clair et honnête, tout en rassurant sur les mesures prises pour rectifier la situation.

Analyse de l'incident
Il est crucial d'examiner l'erreur dans un esprit de compréhension, plutôt que de blâme.
- **Identifier la cause :** Qu'est-ce qui a conduit à l'erreur ? Était-ce une faille dans le protocole, un manque de formation, un équipement défectueux, ou autre chose ?
- **Étudier le contexte :** Les erreurs ne se produisent généralement pas dans l'isolement. Était-ce une période de grande affluence ? Y avait-il des distractions ?

Mettre en place des mesures correctives
- **Formation et éducation :** Si l'erreur a été causée par un manque de connaissance, il est peut-être temps d'organiser des sessions de formation.
- **Révision des protocoles :** Si un protocole est en cause, il doit être examiné et modifié si nécessaire.
- **Amélioration de l'équipement :** Si l'erreur est due à un équipement défectueux, des mesures doivent être prises pour le réparer ou le remplacer.

Soutien émotionnel
L'impact émotionnel d'une erreur sur le professionnel de santé ne doit pas être sous-estimé.
- **Discussion avec des collègues :** Partager et discuter de l'incident avec des pairs peut aider à traiter les émotions associées.
- **Accès à un soutien professionnel :** Dans certains cas, une consultation avec un professionnel de la santé mentale peut être bénéfique.

Cultiver une culture d'apprentissage
Plutôt que de punir les erreurs, l'environnement idéal est celui où elles sont vues comme des opportunités d'apprentissage. Cette perspective encourage une communication ouverte et honnête et garantit que les erreurs ne sont pas répétées.

La gestion des erreurs et des incidents en réanimation n'est pas seulement une question de correction des erreurs, mais aussi de croissance, d'évolution et de renforcement des protocoles et de la formation. L'objectif ultime est toujours d'offrir les meilleurs soins possibles aux patients, même face à l'adversité.

# Chapitre 8 :
# INNOVATION ET TECHNOLOGIE
# EN RÉANIMATION

## Aperçu des nouvelles technologies

Dans l'univers de la médecine, la réanimation représente le point de convergence entre soin humain dédié et technologie de pointe. Les avancées technologiques dans ce domaine évoluent rapidement, repoussant constamment les frontières de ce qui est possible et améliorant les chances de survie et de récupération des patients. Voici un aperçu fluide des nouvelles technologies qui façonnent l'avenir de la réanimation.

### L'ère de la connectivité : Moniteurs intelligents et télémédecine

Aujourd'hui, les moniteurs en réanimation ne se contentent pas de surveiller, ils anticipent. Grâce à l'IA (Intelligence Artificielle) et à l'apprentissage automatique, ces dispositifs peuvent désormais prévoir les complications potentielles bien avant qu'elles ne se manifestent, donnant ainsi aux médecins un temps précieux pour intervenir. Parallèlement, la télémédecine permet aux spécialistes de consulter et de guider à distance, s'assurant que chaque patient reçoive l'expertise dont il a besoin, peu importe où il se trouve.

### Robotique et automatisation

De la distribution des médicaments à la réalisation de certaines interventions, la robotique trouve sa place en réanimation. Ces machines, précises et incroyablement rapides, assistent le personnel médical, réduisant ainsi le risque d'erreur humaine et optimisant le temps des soignants pour se concentrer sur les tâches nécessitant une touche humaine.

## Impression 3D

L'impression 3D est en passe de révolutionner la manière dont les soins sont dispensés. Besoin d'une pièce spécifique pour un appareil ? Elle peut être imprimée en quelques heures. Les applications vont même au-delà, avec des recherches en cours pour imprimer des organes ou des tissus pour greffe, offrant un potentiel incroyable pour les patients en attente de transplantation.

## Réalité virtuelle et augmentée

Ces technologies ne servent pas uniquement à divertir. En réanimation, elles offrent des moyens innovants pour former les professionnels de santé à des scénarios complexes, sans risque pour le patient. De plus, elles peuvent aider au processus de rééducation des patients, en les plongeant dans des environnements contrôlés pour stimuler leur récupération.

## Thérapies géniques et personnalisées

Avec une compréhension de plus en plus approfondie du génome humain, la médecine est en route vers des traitements sur mesure. En réanimation, cela pourrait signifier des traitements spécifiquement conçus pour la génétique d'un patient, offrant des chances accrues de récupération et minimisant les effets secondaires.

Alors que la technologie continue d'évoluer, elle promet d'amener la réanimation vers de nouveaux horizons. Cependant, quelle que soit la vitesse de cette évolution, une chose demeure constante : la nécessité d'un soin humain compatissant, équilibrant l'art de la médecine avec les prouesses de la technologie.

# Machines de ventilation de nouvelle génération

La ventilation mécanique est l'une des interventions les plus courantes en réanimation, jouant un rôle vital pour soutenir ceux dont les fonctions respiratoires sont compromises. Les progrès technologiques dans le domaine de la ventilation sont essentiels pour offrir aux patients les meilleures chances de survie et de récupération. Voici un aperçu des machines de ventilation de nouvelle génération qui façonnent le paysage actuel de la réanimation.

Adaptabilité et personnalisation
Les machines de ventilation modernes sont dotées d'une intelligence embarquée leur permettant de s'adapter dynamiquement aux besoins du patient. Grâce à des capteurs avancés et à des algorithmes intelligents, elles peuvent ajuster le volume, la pression et le rythme de ventilation en fonction des paramètres respiratoires du patient. Cela permet non seulement de fournir un soutien respiratoire optimal, mais aussi de minimiser les risques associés à la ventilation mécanique, comme le barotraumatisme.

Intégration de la télémédecine
Avec la montée de la télémédecine, les ventilateurs d'aujourd'hui peuvent être surveillés à distance par des spécialistes. Cela permet une intervention rapide en cas d'anomalie et assure une surveillance constante, même si le spécialiste n'est pas physiquement présent dans l'unité de soins.

Modes avancés de ventilation
Les ventilateurs de nouvelle génération proposent une variété de modes de ventilation, des plus basiques aux plus avancés. Des modes tels que la ventilation en volume

contrôlé adaptatif ou la ventilation oscillatoire à haute fréquence permettent de répondre aux besoins spécifiques de populations variées, des prématurés aux adultes.

Réduction du sevrage ventilatoire
Le sevrage de la ventilation mécanique est un processus délicat. Les ventilateurs modernes sont dotés de fonctions qui aident à faciliter ce sevrage, en adaptant progressivement le soutien respiratoire tout en évaluant en temps réel la capacité du patient à respirer de manière autonome.

Interconnexion et analyses
En intégrant les données de ventilation avec d'autres données cliniques du patient, les machines de nouvelle génération permettent une analyse plus approfondie. Cela aide les cliniciens à avoir une vue d'ensemble de l'état du patient, facilitant la prise de décisions éclairées.

Ergonomie et facilité d'utilisation
Reconnaissant que l'interface utilisateur est essentielle, les fabricants ont investi dans la création de ventilateurs plus intuitifs, avec des écrans tactiles, des graphiques clairs et des alarmes intelligibles, permettant aux soignants de réagir rapidement et efficacement.

Alors que ces machines de ventilation de nouvelle génération apportent d'énormes avantages, leur utilisation requiert une formation et une familiarisation approfondies. L'équilibre entre technologie avancée et compétence humaine reste au cœur de la prestation de soins exceptionnels en réanimation.

# Monitorage avancé

Le monitorage est l'un des piliers de la réanimation. Il offre une fenêtre directe sur les fonctions vitales d'un patient, permettant aux soignants de détecter rapidement les changements et d'intervenir en conséquence. Les systèmes de monitorage avancés actuels vont bien au-delà des simples écrans affichant des chiffres et des courbes ; ils sont de véritables alliés dans la prise en charge des patients critiques.

Capteurs non invasifs
La technologie a permis la mise au point de capteurs non invasifs qui mesurent avec précision des éléments tels que la saturation en oxygène, le débit cardiaque ou même certains paramètres neurologiques. Ces capteurs réduisent le besoin de procédures invasives, diminuant ainsi le risque d'infections ou d'autres complications pour le patient.

Analyse continue et prédictive
Les moniteurs modernes ne se contentent pas de présenter des données en temps réel. Grâce à des algorithmes avancés, ils peuvent anticiper les dégradations potentielles de l'état du patient, donnant au personnel soignant un avertissement précoce et leur permettant d'intervenir avant que la situation ne devienne critique.

Monitorage hémodynamique avancé
Les systèmes de monitorage hémodynamique actuels peuvent évaluer de manière non invasive le débit cardiaque, la résistance vasculaire et d'autres paramètres cruciaux, offrant une vue d'ensemble détaillée de l'état cardiovasculaire du patient.

Monitorage cérébral
Les avancées technologiques ont également permis le développement de techniques de monitorage cérébral,

telles que la spectroscopie infrarouge proche ou la mesure de la pression intracrânienne. Ces outils sont essentiels pour surveiller les patients souffrant de traumatismes ou de pathologies cérébrales.

Intégration des données
Les moniteurs avancés d'aujourd'hui peuvent intégrer des données provenant de diverses sources, créant ainsi un tableau complet de l'état clinique du patient. Ces systèmes permettent également de suivre les tendances sur de longues périodes, offrant un aperçu précieux de l'évolution du patient.

Utilisabilité et interface
L'efficacité d'un système de monitorage dépend également de sa capacité à présenter des informations de manière claire et compréhensible. Les interfaces modernes sont conçues pour être intuitives, avec des graphiques, des couleurs et des alarmes clairement définis, garantissant que les soignants peuvent rapidement interpréter les données et agir en conséquence.

Le monitorage avancé est sans aucun doute une révolution en réanimation. Ces technologies, tout en étant impressionnantes, nécessitent toutefois une formation approfondie pour garantir leur utilisation optimale. Et au cœur de cette mosaïque technologique, l'intuition, le jugement et la compassion humaine demeurent des éléments essentiels dans la prise en charge des patients en état critique.

# L'impact de la digitalisation

L'ère de la digitalisation a transformé presque tous les aspects de notre quotidien, et le secteur médical n'y échappe pas. La réanimation, un domaine où chaque seconde compte et où la précision est primordiale, bénéficie grandement de cette révolution numérique. Voici comment la digitalisation a influencé la réanimation et continue de façonner son avenir.

La digitalisation a d'abord apporté une **centralisation des données**. Autrefois, les dossiers des patients étaient tenus sur papier, dispersés et pouvant être facilement perdus ou endommagés. Aujourd'hui, les systèmes électroniques de gestion des dossiers médicaux permettent de stocker, de récupérer et de partager instantanément des informations vitales, assurant une continuité des soins et une réactivité accrue.

Ensuite, la **télémédecine** a vu le jour, offrant des possibilités autrefois impensables. Grâce à la connectivité, un spécialiste situé à des milliers de kilomètres peut consulter un cas, donner son avis ou même guider une intervention en temps réel. Cela signifie que même dans les régions éloignées ou sous-équipées, les patients peuvent bénéficier de l'expertise de spécialistes de haut niveau.

La **modélisation et la simulation** sont d'autres domaines où la digitalisation a fait des merveilles. Grâce à des programmes avancés, il est possible de simuler des scénarios d'urgence, permettant aux professionnels de la santé de s'entraîner et de se préparer à des situations réelles sans mettre de vrais patients en danger.

Les **applications et plateformes d'assistance** ont également vu le jour. Ces outils peuvent aider à tout, de la gestion des médicaments à la surveillance des signes vitaux, en passant par la mise en réseau des professionnels de la santé pour des discussions et des consultations rapides.

Cependant, avec la digitalisation vient aussi la responsabilité de la **sécurité des données**. Avec des informations si sensibles en jeu, les systèmes doivent être sécurisés contre les cyberattaques, garantissant la confidentialité et l'intégrité des données des patients.

De plus, la **standardisation** des outils numériques et la formation continue des professionnels de santé à leur utilisation sont essentielles pour maximiser les avantages de la digitalisation.

La digitalisation en réanimation est bien plus qu'une simple mise à jour technologique. C'est une transformation profonde de la manière dont les soins sont dispensés, améliorant l'efficacité, l'exactitude et, finalement, les résultats pour les patients. Mais comme toute révolution, elle nécessite une adaptation, une formation et une vigilance constantes pour garantir que la technologie serve toujours au mieux l'intérêt des patients.

# Dossiers médicaux électroniques

Les Dossiers Médicaux Électroniques (DME) sont le reflet de l'évolution technologique dans le secteur de la santé. Ils offrent un moyen structuré et efficace de stocker, de récupérer et de partager des informations médicales. Cette innovation est particulièrement pertinente en réanimation, où la prise de décisions rapides basée sur des informations précises peut littéralement faire la différence entre la vie et la mort.

Auparavant, le monde médical dépendait principalement de dossiers papier. Ces dossiers physiques présentaient de nombreux défis : ils pouvaient être égarés, étaient difficiles à partager entre professionnels de la santé et pouvaient être endommagés. De plus, ils demandaient un espace de stockage conséquent et leur recherche était souvent chronophage.

Avec l'introduction du DME, ces défis ont été largement surmontés. Les informations médicales d'un patient, y compris son historique médical, les médicaments prescrits, les résultats des tests et les notes des professionnels de santé, sont stockées électroniquement. Cela offre de nombreux avantages :

- **Accessibilité**: Les médecins et les professionnels de santé peuvent accéder au dossier d'un patient en quelques clics, où qu'ils se trouvent, à condition d'avoir les autorisations appropriées.
- **Continuité des soins**: Les informations médicales étant centralisées, cela favorise la continuité des soins. Si un patient est transféré d'un service à un autre ou même d'un hôpital à un autre, son dossier électronique peut être consulté par les nouveaux professionnels en charge, garantissant que rien n'est perdu ou mal interprété en cours de route.
- **Sécurité**: Les DME sont généralement sécurisés avec des mesures de cryptage, garantissant la confidentialité des données. De plus, les systèmes électroniques permettent de suivre qui a accédé au dossier, quand et pour quelle raison, offrant une transparence totale.
- **Mises à jour en temps réel**: Les modifications ou ajouts au dossier peuvent être effectués en temps réel, garantissant que toutes les informations sont à jour.
- **Interopérabilité**: Certains systèmes DME peuvent communiquer entre eux, permettant un échange d'informations médicales entre différentes institutions ou spécialistes.
- **Réduction des erreurs**: La digitalisation minimise les erreurs manuelles, telles que les oublis ou les mauvaises interprétations d'une écriture illisible.

Toutefois, malgré ces avantages, la mise en place des DME n'est pas sans défis. Elle nécessite une formation adéquate du personnel, une adaptation aux nouvelles technologies, et une vigilance constante quant à la sécurité et à la confidentialité des données.

En conclusion, le Dossier Médical Électronique est une avancée majeure pour la médecine moderne. Il optimise le traitement et le suivi des patients, tout en améliorant la collaboration et la communication entre les professionnels de santé. Mais comme tout outil, son efficacité dépend de son utilisation appropriée et éthique.

# Télémédecine et collaboration à distance

La télémédecine, fusion entre la médecine traditionnelle et les avancées technologiques, a profondément modifié la manière dont les soins sont dispensés et reçus. Elle est devenue l'alliée incontournable des professionnels de santé, en particulier dans des domaines critiques tels que la réanimation. Alors que le monde devient de plus en plus connecté, la capacité de collaborer à distance est non seulement une innovation, mais également une nécessité.

**L'essor de la télémédecine** est le résultat d'une conjonction de facteurs. Les progrès technologiques, notamment en matière de connectivité internet et de dispositifs médicaux connectés, ont rendu possible la consultation et le suivi à distance. Cette tendance a été renforcée par le besoin d'accéder aux soins dans les régions éloignées ou sous-desservies et par la nécessité de répondre à des situations d'urgence lorsqu'un spécialiste n'est pas physiquement présent.

En réanimation, où les situations sont souvent critiques, la télémédecine a plusieurs applications vitales :

- **Consultations d'experts à distance** : Un patient en réanimation peut nécessiter l'avis d'un spécialiste qui n'est pas sur place. Grâce à la télémédecine, ce spécialiste peut évaluer le patient en temps réel, interpréter les résultats des tests et guider l'équipe sur place.
- **Surveillance continue** : Certains systèmes permettent une surveillance à distance des signes vitaux du patient, alertant automatiquement l'équipe médicale en cas d'anomalie.
- **Formation et mentorat** : Les professionnels de santé en formation peuvent bénéficier de sessions de mentorat ou de formation en direct avec des experts, même s'ils sont à des milliers de kilomètres.
- **Collaboration inter-hospitalière** : Dans les cas complexes nécessitant une collaboration entre plusieurs institutions, la télémédecine facilite la communication et le partage d'informations, assurant une prise en charge coordonnée.

Cependant, la télémédecine n'est pas sans défis. La **confidentialité et la sécurité des données** sont primordiales. Les plateformes doivent être sécurisées pour garantir la protection des informations des patients. De plus, il est essentiel de **garantir une qualité de soins équivalente** à celle d'une consultation en face à face.
Par ailleurs, la réussite de la télémédecine dépend aussi de la **formation et de l'adaptabilité des professionnels de santé**. Ils doivent être formés non seulement aux outils technologiques, mais aussi aux compétences de communication à distance.

La télémédecine est un exemple brillant de la manière dont la technologie peut enrichir et améliorer la médecine. Elle transcende les barrières géographiques, offre des opportunités d'apprentissage et garantit que même dans les situations les plus critiques, le patient a accès aux meilleurs soins possibles. Cependant, comme toute innovation, elle doit être utilisée judicieusement, en mettant toujours l'intérêt et la sécurité du patient au premier plan.

# Chapitre 9 :
# RETOURS D'EXPÉRIENCES

## Témoignages d'aides-soignants

Le monde de la réanimation est souvent méconnu, et les témoignages d'aides-soignants qui y travaillent au quotidien sont essentiels pour en comprendre les complexités, les défis et les moments de gratification. Ces témoignages, venant de la bouche de ceux qui sont au cœur de l'action, peuvent offrir des perspectives précieuses et authentiques.

**Sophie, 34 ans, aide-soignante depuis 8 ans :**
"La réanimation est un univers à part. Ici, chaque seconde compte. Ce que j'aime le plus dans mon travail, c'est cette connexion profonde que je crée avec mes patients, même s'ils sont souvent inconscients. Je suis leur voix, leurs mains, leurs jambes. Je leur parle, je leur chante, je les rassure. Je sais qu'ils peuvent entendre et ressentir, même s'ils ne peuvent pas répondre."

**Alexandre, 28 ans, aide-soignante depuis 4 ans :**
"Les premiers mois en réanimation ont été durs. Je n'étais pas préparé émotionnellement à voir autant de souffrance. Mais avec le temps, j'ai appris à canaliser mes émotions, à trouver de la force dans les petites victoires. Comme lorsque Mme Dupont, après des semaines de coma, a serré ma main pour la première fois. Ces moments compensent largement les jours difficiles."

**Fatima, 40 ans, aide-soignante depuis 15 ans :**
"Ce que le public ne voit pas toujours, c'est l'esprit d'équipe en réanimation. Nous sommes comme une famille. Chacun joue un rôle vital. Et quand un patient sort

de réanimation, c'est une victoire pour nous tous. Nous célébrons, nous pleurons, nous nous soutenons mutuellement."

**Jules, 30 ans, aide-soignante depuis 5 ans** :
"La technologie en réanimation est impressionnante. Mais ce que j'ai appris, c'est que derrière chaque machine, il y a un être humain avec ses peurs, ses espoirs, sa famille. Mon rôle est de rappeler cette humanité, de veiller à ce que chaque patient soit traité avec dignité et respect."

**Nina, 50 ans, aide-soignante depuis 25 ans** :
"J'ai vu la réanimation évoluer au fil des années. Les progrès technologiques sont incroyables. Mais ce qui n'a pas changé, c'est le cœur de notre métier : prendre soin des autres. C'est ce qui m'a attirée dans ce métier il y a 25 ans, et c'est ce qui me passionne encore aujourd'hui."

Ces témoignages reflètent la passion, le dévouement et l'engagement des aides-soignants en réanimation. Ils rappellent que, malgré les avancées technologiques et les défis constants, c'est l'humanité qui est au cœur des soins. Les aides-soignants sont les gardiens silencieux de cette humanité, veillant à ce que chaque patient soit traité avec amour, respect et dignité.

# Les défis et les succès

La réanimation est un univers de contrastes. Entre les défis constants et les moments de succès, les aides-soignants naviguent dans un monde où la vie et la mort se côtoient, où chaque décision compte et chaque geste peut faire la différence.

La **proximité constante avec la mort** est sans doute l'un des plus grands défis en réanimation. Chaque patient admis dans ce service est en situation critique, et malgré tous les efforts, certains ne s'en sortent pas. Pour un aide-soignant, la perte d'un patient peut être profondément affectante, d'autant plus s'il a établi une connexion avec lui ou sa famille. Il s'agit d'apprendre à gérer ces émotions, à trouver un équilibre entre empathie et professionnalisme.

Le **rythme de travail soutenu** et l'exigence de vigilance constante peuvent aussi être éprouvants. En réanimation, les changements peuvent survenir rapidement et sans préavis. L'aide-soignant doit être prêt à agir, à adapter sa réponse aux besoins du moment, souvent dans des situations stressantes.

De plus, le **travail en équipe** peut être à double tranchant. Si une bonne collaboration peut apporter soutien et efficacité, les tensions ou mésententes peuvent nuire au bien-être des professionnels et à la qualité des soins.

Néanmoins, la réanimation offre également des moments de succès inestimables. Il y a cette **joie intense** lorsqu'un patient, après des jours, voire des semaines en réanimation, commence à montrer des signes d'amélioration, lorsqu'il respire sans assistance ou communique pour la première fois. Ces moments sont des rappels puissants de l'impact que peut avoir un aide-soignant sur la vie d'une personne.

Les **relations établies avec les patients et leurs familles** sont également sources de succès. Lorsqu'un ancien patient revient visiter l'unité, en bonne santé, pour remercier l'équipe, c'est une validation du dévouement et des efforts fournis.

En outre, la **formation continue** et l'apprentissage de nouvelles compétences ou technologies sont source d'épanouissement. La réanimation est un domaine en constante évolution, et chaque opportunité d'apprendre est un pas vers l'amélioration des soins.

Le monde de la réanimation est parsemé de défis, mais aussi d'opportunités de succès. Les aides-soignants, avec leur passion et leur dévouement, sont au cœur de ces réussites. Chaque jour, ils font une différence, apportant espoir et réconfort dans un environnement où chaque instant compte.

## Moments marquants en réanimation

La réanimation est un environnement où se concentrent des moments intenses, souvent chargés d'émotions, qui marquent profondément ceux qui y travaillent. Ces moments, qu'ils soient heureux, douloureux, inspirants ou déchirants, laissent une empreinte indélébile et façonnent la vocation des professionnels.

**L'inattendu réveil** : Il y a des patients que l'on pense perdus, dont les chances de réveil semblent minces après de longs jours, voire des semaines de coma. Mais la réanimation est aussi le théâtre de miracles. Lorsque l'un de ces patients ouvre les yeux, reconnaît un membre de sa famille ou murmure quelques mots, c'est une véritable renaissance. Ces moments sont des rappels puissants de la résilience humaine et du potentiel de récupération du corps.

**L'adieu silencieux** : À l'opposé, il y a ces moments où tout a été tenté, où toutes les ressources médicales ont été épuisées, et il ne reste plus qu'à accompagner un patient vers la fin. Ces moments, où l'équipe se rassemble autour d'un patient, souvent avec la famille, pour un dernier adieu, sont empreints d'une profonde dignité et d'un respect sacré pour la vie.

**La force des familles** : La réanimation est également le lieu de rencontres marquantes avec les familles des patients. Voir un conjoint veiller jour et nuit, des enfants soutenir un parent, ou encore des parents se battre pour leur enfant, témoigne de l'amour et de la force des liens familiaux. Ces familles, dans leur douleur, leur espoir, leur détermination, inspirent souvent l'équipe soignante.

**L'esprit d'équipe** : En réanimation, les défis sont quotidiens. Quand une situation devient critique, voir l'équipe se mobiliser en un instant, avec une coordination et une détermination sans faille, est impressionnant. Ces moments de crise renforcent la solidarité entre les membres de l'équipe et créent des liens indéfectibles.

**Les retrouvailles** : Lorsqu'un ancien patient revient en réanimation, non pas comme patient, mais comme visiteur, pour remercier l'équipe, c'est un moment d'une immense gratitude. Ces retrouvailles sont la preuve concrète de l'impact positif que l'équipe peut avoir sur la vie d'une personne.

La réanimation est une mosaïque d'instants qui oscillent entre la vie et la mort, l'espoir et le désespoir, la joie et la tristesse. Ces moments marquants sont autant de leçons sur la fragilité et la beauté de la vie, rappelant constamment à l'aide-soignant la préciosité de chaque instant et la valeur inestimable de son métier.

## Conseils pour les nouveaux entrants

Entrer en réanimation comme aide-soignant peut être à la fois excitant et intimidant. C'est un environnement exigeant, souvent imprévisible, mais aussi profondément gratifiant. Pour les nouveaux entrants, voici quelques conseils pour s'adapter, apprendre et s'épanouir dans ce milieu :

**1. Préparez-vous mentalement** : La réanimation est un lieu de contrastes extrêmes, où la vie et la mort se côtoient. Il est essentiel de comprendre cette réalité dès le début pour mieux la gérer émotionnellement.

**2. Soyez toujours prêt à apprendre** : La médecine et les technologies évoluent rapidement. Il est crucial de rester à jour, d'assister à des formations et de ne jamais hésiter à poser des questions.

**3. Communiquez** : La communication est au cœur de la réanimation. N'hésitez pas à partager vos préoccupations, à demander de l'aide et à vous assurer que vous comprenez bien les directives.

**4. Établissez des liens avec votre équipe** : La cohésion d'équipe est vitale. Tissez des liens avec vos collègues, apprenez à vous connaître et à vous soutenir mutuellement.

**5. Prenez soin de vous** : Face à des situations stressantes et émotionnelles, il est crucial de pratiquer l'autosoin. Trouvez des moyens de décompresser, que ce soit par le sport, la méditation ou d'autres activités.

**6. Écoutez et observez** : Dans les premiers jours, prenez le temps d'observer le fonctionnement de l'unité, les routines et les protocoles. C'est une manière efficace d'apprendre rapidement.

**7. Soyez patient avec vous-même** : L'apprentissage en réanimation est continu, et il est normal de faire des erreurs. Ce qui compte, c'est votre capacité à apprendre de ces erreurs et à vous améliorer.

**8. Impliquez-vous** : Participez aux réunions d'équipe, aux formations et aux discussions. Plus vous vous impliquerez, plus vous vous sentirez intégré et compétent.

**9. Restez centré sur le patient** : Dans le tumulte, il peut être facile d'oublier que chaque machine, chaque alarme est connectée à une personne. Chaque patient est unique et mérite respect et compassion.

**10. Cherchez des mentors** : Identifiez des collègues expérimentés qui peuvent vous guider, vous conseiller et partager leurs expériences avec vous. Ils peuvent être une ressource inestimable.

En fin de compte, travailler en réanimation est une vocation. C'est un environnement qui mettra au défi votre savoir-faire, votre résilience et votre humanité. Mais c'est aussi un lieu où vous pourrez faire une différence palpable, chaque jour, dans la vie de vos patients et de leurs familles.

# Erreurs à éviter

La réanimation est un service médical où la marge d'erreur est faible, car les conséquences peuvent être graves. Pour un aide-soignant, voici quelques erreurs courantes à éviter, et des suggestions pour garantir la meilleure qualité de soins :

1. Négliger la communication :
   * **Erreur** : Ne pas signaler des changements importants ou des préoccupations concernant un patient.
   * **Solution** : Assurez-vous de toujours communiquer efficacement avec votre équipe et de comprendre clairement les instructions.

2. Omettre des vérifications régulières :
  - **Erreur** : Ignorer les routines de surveillance et de vérification des patients.
  - **Solution** : Établissez et respectez une routine stricte pour surveiller les signes vitaux et l'état général des patients.

3. Négliger l'hygiène personnelle :
  - **Erreur** : Oublier de se laver les mains ou de changer de gants entre les patients.
  - **Solution** : Suivez scrupuleusement les protocoles d'hygiène pour prévenir les infections croisées.

4. Mal utiliser ou mal comprendre l'équipement :
  - **Erreur** : Ne pas savoir comment fonctionne un dispositif ou l'utiliser incorrectement.
  - **Solution** : Demandez une formation et assurez-vous de bien comprendre le fonctionnement des équipements avant de les utiliser.

5. Ignorer ses propres limites :
  - **Erreur** : Essayer d'effectuer une tâche sans avoir la formation ou la compétence nécessaire.
  - **Solution** : Connaissez vos limites et n'hésitez pas à demander de l'aide ou des conseils lorsque vous n'êtes pas sûr.

6. Se laisser submerger par les émotions :
  - **Erreur** : Laisser ses sentiments personnels interférer avec la prise de décision ou les soins aux patients.
  - **Solution** : Cherchez du soutien, parlez de vos sentiments avec des collègues ou des superviseurs et essayez de séparer vos émotions de votre travail.

7. Manquer de proactivité :
  - **Erreur** : Attendre que les problèmes surviennent plutôt que d'anticiper.

- **Solution** : Soyez toujours vigilant, anticipez les besoins des patients et soyez proactif dans la résolution des problèmes potentiels.

8. Oublier la documentation :
  - **Erreur** : Ne pas documenter les soins fournis ou les observations.
  - **Solution** : Gardez une trace écrite de tout ce qui concerne le patient. La documentation est essentielle pour assurer la continuité des soins.

9. Négliger l'autosoin :
  - **Erreur** : Ignorer les signes de burn-out ou de stress chez soi.
  - **Solution** : Prêtez attention à votre bien-être mental et physique, prenez des pauses lorsque c'est nécessaire et cherchez du soutien en cas de besoin.

10. Faire preuve de complaisance :
  - **Erreur** : Penser qu'on sait tout ou s'en tenir aux anciennes méthodes sans chercher à évoluer.
  - **Solution** : Continuez à vous former et à apprendre, soyez ouvert aux nouvelles méthodes et aux retours d'information.

La clé en réanimation, comme dans la plupart des milieux médicaux, est la vigilance, la formation continue, le travail d'équipe et l'engagement envers la sécurité et le bien-être du patient.

# Astuces pour un début réussi dans le service

Faire ses premiers pas dans un service de réanimation peut être intimidant. L'environnement est exigeant, et la pression peut être élevée. Cependant, en gardant à l'esprit quelques astuces clés, il est possible de faciliter cette transition et d'assurer un début réussi :

1. Assimilez le lieu :
Avant de commencer, familiarisez-vous avec la disposition du service. Identifiez l'emplacement des équipements essentiels, des salles de repos, des espaces de stockage, etc. Cela vous aidera à gagner du temps en situation d'urgence.

2. Engagez-vous dans la formation :
Profitez de toutes les opportunités de formation offertes. Cela renforcera vos compétences, votre confiance en vous et vous aidera à comprendre les attentes spécifiques de votre nouvel environnement.

3. Écoutez et observez :
Dans les premiers jours, prenez le temps d'observer les interactions, les routines et les protocoles. Cela vous donne une idée claire du fonctionnement interne du service.

4. Demandez des feedbacks :
Après avoir accompli une tâche ou une intervention, n'hésitez pas à demander des retours à vos collègues ou supérieurs. C'est un moyen efficace d'apprendre et de s'améliorer.

5. Soyez organisé :
Créez une routine pour vos tâches quotidiennes. La régularité vous aidera à ne rien oublier et à gérer votre temps efficacement.

6. Trouvez un mentor :
Avoir quelqu'un pour vous guider, vous donner des conseils et partager ses expériences peut être très bénéfique. Un mentor peut vous aider à éviter des erreurs courantes et à vous intégrer plus rapidement.

7. Participez activement :
Assistez aux réunions d'équipe et aux formations. C'est une excellente occasion de poser des questions, d'apprendre et de tisser des liens avec vos collègues.

8. Prenez des notes :
Ayez toujours un petit carnet à portée de main pour noter des informations importantes, des protocoles ou des astuces que vous apprenez en cours de route.

9. Gardez votre calme :
Les situations d'urgence seront fréquentes. Apprendre à garder son sang-froid est essentiel pour prendre des décisions éclairées et fournir les meilleurs soins possibles.

10. Prenez soin de vous :
Ne négligez pas votre bien-être. Trouvez un équilibre entre le travail et la vie personnelle, et assurez-vous de décompresser régulièrement.

Rappelez-vous que chaque aide-soignant, même le plus expérimenté, a été un jour un débutant. L'apprentissage est un processus continu, et chaque jour apporte de nouvelles connaissances et compétences. Avec de l'engagement, de la curiosité et un esprit d'équipe, votre début en réanimation sera une expérience enrichissante.

# Chapitre 10 :
# PERSPECTIVES D'AVENIR

## Tendances en soins intensifs

Le monde des soins intensifs, ou réanimation, est en constante évolution, grâce aux avancées technologiques, aux découvertes médicales et aux modifications des protocoles basées sur de nouvelles recherches. Voici un aperçu des tendances marquantes dans les soins intensifs :

1. La télémédecine :
Avec l'augmentation des technologies de communication, de plus en plus d'unités de soins intensifs utilisent la télémédecine pour consulter des spécialistes, suivre les patients à distance ou même pour des secondes opinions en temps réel.

2. Intelligence Artificielle (IA) et Analyse de Données :
L'IA est de plus en plus utilisée pour analyser de grands volumes de données des patients, ce qui peut aider à anticiper les défaillances d'organes ou d'autres complications avant qu'elles ne deviennent critiques.

3. Techniques moins invasives :
Des innovations, comme les échographies au lit du patient ou les moniteurs non invasifs de la fonction cardiaque, réduisent la nécessité d'interventions plus lourdes et risquées.

4. Formation en simulation :
La formation basée sur la simulation pour le personnel des soins intensifs devient une norme, permettant aux équipes

de s'entraîner à gérer des situations d'urgence dans un environnement sans risque.

5. Approches centrées sur le patient et la famille :
Il y a un mouvement croissant pour impliquer davantage les patients et leurs familles dans les décisions concernant les soins, reconnaissant l'importance de leurs perspectives et de leurs besoins.

6. Amélioration de la qualité de vie post-soins intensifs :
Les chercheurs et les cliniciens portent une attention accrue aux séquelles à long terme de l'admission en soins intensifs, conduisant à des interventions plus ciblées pour améliorer la qualité de vie après la sortie.

7. Équipements portables et wearables :
Des dispositifs comme les moniteurs de signes vitaux portables permettent une surveillance continue sans encombrer le patient de fils et de câbles.

8. Environnements de soins intensifs "verts" :
L'accent est mis sur la création d'unités de soins intensifs respectueuses de l'environnement, à la fois en termes d'efficacité énergétique et de réduction des déchets.

9. Intégration de la santé mentale :
Il y a une reconnaissance croissante de l'importance de la santé mentale des patients en soins intensifs, et des programmes sont mis en place pour soutenir à la fois les patients et le personnel.

10. Collaboration interdisciplinaire :
Les unités de soins intensifs favorisent une collaboration plus étroite entre différentes spécialités, reconnaissant que la prise en charge des patients gravement malades nécessite une approche d'équipe.

Ces tendances mettent en lumière le fait que le domaine des soins intensifs ne se contente pas de rester statique. À mesure que la technologie et les connaissances médicales évoluent, les soins prodigués en réanimation continueront de s'adapter pour offrir le meilleur soutien possible aux patients dans les moments les plus critiques de leur vie.

# Évolutions prévisibles de la médecine de réanimation

La médecine de réanimation, tout comme d'autres domaines médicaux, est en perpétuelle évolution. Se basant sur les tendances actuelles, les avancées technologiques, et les besoins croissants en matière de soins de santé, nous pouvons anticiper certaines évolutions pour les prochaines décennies. Voici une perspective des évolutions prévisibles de la médecine de réanimation :

1. Personalisation des soins :
Avec l'essor de la médecine génomique et la compréhension accrue des mécanismes moléculaires, il est probable que nous assistions à une personnalisation des traitements en réanimation, adaptant les soins selon le profil génétique et biologique de chaque patient.

2. Automatisation et Robotique :
Des robots pourraient être utilisés pour des tâches standardisées, comme le nettoyage, la désinfection, ou même pour aider à la mobilisation des patients, tout en intégrant des systèmes automatisés de surveillance des signes vitaux.

3. Intelligence Artificielle avancée :
Au-delà de l'analyse des données, l'IA pourrait proposer des plans de traitement, anticiper les complications et aider à la prise de décision clinique en temps réel.

4. Intégration accrue de la télémédecine :
Cela permettra non seulement des consultations à distance, mais aussi des interventions chirurgicales assistées à distance, grâce à la robotique et à la réalité augmentée.

5. Bio-impression et thérapies régénératives :
Avec la croissance de la bio-impression 3D, il est possible que l'on puisse imprimer des organes ou des tissus pour la transplantation, révolutionnant ainsi les soins pour les patients ayant besoin d'une greffe.

6. Formation immersive :
L'utilisation de la réalité virtuelle et augmentée pour former les professionnels de la réanimation, leur permettant de s'immerger dans des situations complexes sans risque pour le patient.

7. Surveillance à domicile :
Avec le développement de dispositifs médicaux connectés, la surveillance des patients post-réanimation pourrait s'étendre à domicile, permettant une transition en douceur et une surveillance continue après la sortie de l'unité.

8. Approche holistique du patient :
Reconnaissant les intrications entre corps et esprit, l'approche pourrait s'étendre à des thérapies complémentaires, comme la méditation ou la thérapie par l'art, intégrées dans le parcours de soins.

9. Microbiome et soins intensifs :
Avec une prise de conscience de l'importance du microbiome dans la santé, des traitements visant à

restaurer ou maintenir un microbiome sain pourraient devenir courants en réanimation.

10. Bioéthique et autonomie du patient :
À mesure que les technologies évoluent, des questions bioéthiques plus complexes surgiront, obligeant à repenser la manière dont les décisions sont prises en réanimation, et comment l'autonomie du patient est respectée.

Il est à noter que bien que ces prédictions s'appuient sur les tendances et avancées actuelles, le futur reste, par nature, incertain. Toutefois, quelles que soient les évolutions, l'objectif central de la médecine de réanimation restera le même : fournir les meilleurs soins possibles aux patients dans les moments les plus critiques.

# Rôle changeant de l'aide-soignant face à ces évolutions

Face à l'évolution constante de la médecine de réanimation, le rôle de l'aide-soignant est appelé à s'adapter et à se transformer. Ces changements ne se limitent pas uniquement à l'acquisition de nouvelles compétences techniques, mais englobent aussi de nouvelles responsabilités et des compétences relationnelles renforcées.

1. Mise à jour constante des compétences techniques :
Avec l'introduction de nouvelles technologies et dispositifs, l'aide-soignant devra suivre des formations régulières pour rester à la pointe et assurer une prise en charge optimale du patient.

2. Interprétation des données numériques :
Avec la digitalisation croissante en réanimation, l'aide-soignant pourra être amené à surveiller et interpréter les

données provenant de dispositifs connectés ou d'interfaces numériques, nécessitant une aisance accrue avec les outils digitaux.

3. Approche holistique des soins :
Comme mentionné précédemment, l'approche de soins pourrait devenir de plus en plus globale. L'aide-soignant pourrait alors jouer un rôle majeur dans la mise en œuvre de thérapies complémentaires, allant au-delà des interventions physiques.

4. Collaboration renforcée avec d'autres professionnels :
Avec des interventions de plus en plus spécialisées, l'aide-soignant pourrait travailler en collaboration étroite avec d'autres professionnels tels que des bio-ingénieurs, des data-scientists ou des thérapeutes spécialisés.

5. Gestion de l'autonomie du patient :
La technologie pourrait permettre aux patients d'être plus autonomes, même en réanimation. L'aide-soignant devra accompagner ce changement, en soutenant le patient dans son appropriation de ces outils.

6. Rôle éducatif renforcé :
Les patients et leurs familles, face à ces nouvelles technologies et méthodes, pourraient avoir besoin de plus d'explications. L'aide-soignant pourrait avoir un rôle pédagogique accru pour rassurer et éduquer ces derniers.

7. Compétences émotionnelles et psychologiques :
Les challenges technologiques et médicaux ne doivent pas occulter l'importance du côté humain. L'aide-soignant devra renforcer ses compétences en matière d'écoute, de communication et de soutien psychologique.

8. Ethique et réflexion morale :
Les avancées technologiques peuvent susciter des dilemmes éthiques. L'aide-soignant, étant au cœur de la

prise en charge, sera impliqué dans ces réflexions, nécessitant une formation en éthique médicale.

9. Flexibilité et adaptabilité :
L'évolution rapide de la médecine demande une capacité d'adaptation permanente. L'aide-soignant devra faire preuve d'une grande flexibilité pour naviguer dans cet environnement changeant.

10. Promotion de la télémédecine :
Même si l'aide-soignant travaille principalement en contact direct avec le patient, il pourrait être amené à promouvoir et faciliter l'utilisation de la télémédecine auprès de ce dernier, surtout lors des suivis à distance post-réanimation.

À travers ces évolutions, le rôle de l'aide-soignant reste essentiel dans la chaîne de soins. Le défi réside dans l'équilibre à trouver entre technologie et humanité, où la machine et la science se mettent au service de l'individu, sans jamais le déshumaniser. L'aide-soignant, en tant que pivot central de ce processus, devient le garant de cet équilibre délicat.

# Challenges futurs
# pour l'aide-soignant

Les challenges futurs pour l'aide-soignant en réanimation sont multiples et se situent à la croisée de l'évolution technologique, des besoins humains et des exigences médicales. En plongeant au cœur de ces défis, on discerne une profession en pleine mutation, mais dont l'essence - celle de prendre soin - demeure intangible.

1. Digitalisation et compétence technologique :
Avec l'essor des technologies médicales et de la télémédecine, l'aide-soignant devra acquérir une aisance avec les outils numériques. L'enjeu est de pouvoir intégrer

ces technologies sans que cela ne crée une barrière entre lui et le patient.

2. Diversité des patients et des pathologies :
Avec une population vieillissante et une mondialisation croissante, l'aide-soignant sera confronté à une diversité accrue de pathologies et à une pluralité culturelle des patients. Comprendre et respecter ces différences deviendra primordial.

3. Enjeux éthiques :
Face aux possibilités offertes par les nouvelles technologies et aux questions de fin de vie, l'aide-soignant sera de plus en plus sollicité sur des questions éthiques. Comment prendre une décision qui respecte à la fois la volonté du patient, les recommandations médicales et les valeurs personnelles?

4. Équilibre travail-vie personnelle :
Le rythme effréné des services de réanimation, combiné à une charge émotionnelle lourde, peut impacter la santé mentale de l'aide-soignant. Trouver un équilibre entre sa vie professionnelle et sa vie personnelle sera un challenge constant.

5. Gestion des ressources limitées :
Dans un contexte où les ressources médicales peuvent être limitées, notamment en cas de crises sanitaires, l'aide-soignant sera confronté à la nécessité de prioriser et d'optimiser ses interventions.

6. Anticipation et adaptation :
L'aide-soignant devra développer une capacité d'anticipation pour prévoir les besoins du patient tout en restant flexible pour s'adapter à des situations d'urgence imprévues.

7. Rôle éducatif et de prévention :
L'aide-soignant sera amené à assumer un rôle éducatif accru, en conseillant les patients et leurs familles sur les soins post-réanimation et la prévention des complications.

8. Collaboration interprofessionnelle :
Le travail en équipe multidisciplinaire sera de mise, nécessitant des compétences de communication et de collaboration accrues pour garantir une prise en charge globale du patient.

9. Intégration de thérapies complémentaires :
Avec l'intérêt croissant pour les médecines alternatives et complémentaires, l'aide-soignant pourrait être amené à intégrer ces approches dans sa pratique.

10. Évolution du cadre réglementaire :
L'aide-soignant devra être constamment informé des évolutions réglementaires de sa profession et des protocoles médicaux, garantissant ainsi une prise en charge sécurisée et conforme aux dernières recommandations.

Face à ces défis, la formation continue et le soutien professionnel s'avèreront essentiels. L'aide-soignant de demain devra faire preuve de résilience, d'empathie, de curiosité et d'une soif d'apprendre constante pour rester à la pointe de son métier tout en préservant l'humanité au cœur de sa pratique.

# Adaptation
# aux nouvelles technologies

L'adaptation aux nouvelles technologies représente l'une des compétences clés pour tout professionnel de santé, y compris pour l'aide-soignant en réanimation. Dans un milieu aussi complexe et évolutif que la médecine, la maîtrise de ces outils devient essentielle pour garantir une prise en charge optimale du patient. Examinons cela de plus près.

Avec l'avènement de la médecine 4.0, marquée par la digitalisation, la miniaturisation et l'automatisation, le service de réanimation s'est transformé en une véritable ruche technologique. Tout, de la surveillance du patient à la documentation médicale, est aujourd'hui imprégné de technologie.

1. Appréhension et appropriation des outils :
L'aide-soignant n'est plus simplement un acteur des soins basiques. Il devient un utilisateur actif des machines qui entourent le patient. Il doit comprendre leur fonctionnement, interpréter les données qu'elles fournissent et, dans certains cas, effectuer des réglages de base. La formation continue joue ici un rôle crucial pour garantir une utilisation efficace et sécurisée des équipements.

2. Dossiers médicaux électroniques :
La digitalisation des dossiers médicaux facilite la communication entre les membres de l'équipe soignante. L'aide-soignant doit être capable de naviguer dans ces systèmes, d'y entrer des données précises et de les extraire en cas de besoin.

3. Télémédecine :
La télémédecine se développe à grands pas, et même en réanimation, il se peut que certaines consultations ou suivis se fassent à distance. L'aide-soignant peut être sollicité pour aider à la mise en place de ces systèmes ou pour assister le patient lors d'une consultation à distance.

4. Intelligence artificielle et robotique :
Si ces technologies peuvent sembler futuristes, elles font déjà leur apparition dans certains hôpitaux. Elles peuvent assister dans des tâches répétitives, permettant à l'aide-soignant de se concentrer sur les soins plus personnalisés.

5. Adaptabilité et curiosité :
Au-delà de la maîtrise technique, ce qui est fondamental, c'est la capacité de l'aide-soignant à rester ouvert et curieux face aux innovations. Chaque nouvelle technologie peut initialement sembler intimidante, mais elle est conçue pour améliorer la qualité des soins et faciliter le travail du personnel médical.

6. Éthique et humanité :
Dans cette marée technologique, il ne faut jamais perdre de vue l'essentiel : le patient. Chaque machine, chaque logiciel a pour but ultime d'améliorer la vie du patient. Il est crucial de savoir quand s'appuyer sur la technologie et quand privilégier le contact humain.

En fin de compte, l'adaptation aux nouvelles technologies est un voyage, une évolution constante. Pour l'aide-soignant, cela signifie une opportunité de croissance professionnelle, d'élargir son champ d'action, et d'améliorer la qualité des soins apportés au patient. Dans cette aventure, l'équilibre entre compétence technique et empathie humaine sera la clé.

# Répondre aux besoins croissants en matière de soins spécialisés

Répondre aux besoins croissants en matière de soins spécialisés est un défi majeur pour le monde médical, et notamment pour les aides-soignants en réanimation. Ces besoins sont amplifiés par l'évolution démographique, les avancées médicales permettant de sauver plus de vies, et l'émergence de nouvelles maladies ou complications. Voici une exploration de ce sujet.

À mesure que la population mondiale vieillit, le nombre de personnes nécessitant des soins spécialisés augmente proportionnellement. Les maladies chroniques, les complications post-opératoires ou les traumas graves conduisent souvent ces patients en réanimation.

1. Multiplication des compétences :
Les aides-soignants se voient donc confrontés à une variété de cas de plus en plus diversifiée. Il ne s'agit plus seulement de comprendre les procédures de base, mais d'acquérir une connaissance approfondie de maladies spécifiques, de leurs symptômes et des meilleures approches pour les traiter.

2. Spécialisation accrue :
Tout comme les médecins peuvent se spécialiser dans certaines pathologies ou procédures, les aides-soignants peuvent envisager de se spécialiser dans des domaines tels que les soins cardiaques, neurologiques ou pédiatriques en réanimation.

3. Formation continue :
Pour répondre à ces besoins croissants, la formation continue est essentielle. Les aides-soignants doivent être régulièrement mis à jour sur les dernières techniques, recherches et protocoles en matière de réanimation. Ceci est crucial pour garantir que les patients reçoivent les meilleurs soins possibles.

4. Collaboration interdisciplinaire :
Alors que la médecine devient de plus en plus spécialisée, la nécessité d'une collaboration entre différents spécialistes devient primordiale. Les aides-soignants jouent un rôle clé dans cette équipe, servant souvent de

pont entre les spécialistes, les infirmières, les thérapeutes et le patient.

5. Technologie et soins spécialisés :
Les avancées technologiques ont donné naissance à des équipements et des procédures de plus en plus spécialisés. Les aides-soignants doivent donc non seulement comprendre ces technologies, mais aussi savoir quand et comment les utiliser de manière appropriée.

6. Équilibre entre soins spécialisés et soins humains :
Si les compétences et la spécialisation sont essentielles, il est tout aussi crucial pour les aides-soignants de maintenir une approche centrée sur le patient. Les soins spécialisés ne doivent pas éclipser l'importance du contact humain, de l'empathie et de la compréhension.

Face à cette demande croissante en matière de soins spécialisés, les aides-soignants en réanimation ont l'opportunité de se démarquer, d'enrichir leurs compétences et de jouer un rôle essentiel dans l'amélioration des résultats pour les patients. Mais cela nécessite une formation continue, une adaptabilité aux changements et, surtout, une passion pour le bien-être et la santé des patients.

# Chapitre 11 :
# ÉTHIQUE ET DÉONTOLOGIE

## Principes éthiques en réanimation

Les principes éthiques en réanimation occupent une place centrale dans la prise en charge des patients. La réanimation, étant souvent au carrefour de décisions vitales, est le théâtre de questionnements éthiques complexes. Les aides-soignants, tout comme l'ensemble de l'équipe médicale, sont confrontés à des dilemmes qui nécessitent réflexion, sensibilité et une solide compréhension des principes éthiques fondamentaux.

1. Respect de la personne humaine et de sa dignité :
Chaque patient est une personne unique et doit être traité avec respect, dignité et compassion. Ce principe signifie également le respect de l'autonomie du patient, de ses choix et de ses droits. Dans la réanimation, cela peut se traduire par le respect des directives anticipées ou des souhaits exprimés par le patient avant son admission.

2. Bienfaisance :
L'obligation de bienfaisance nous pousse à agir dans le meilleur intérêt du patient. En réanimation, cela pourrait signifier choisir une intervention qui maximise les chances de récupération tout en minimisant les souffrances.

3. Non-malfaisance :
Il s'agit de l'obligation de ne pas nuire. Parfois, dans l'effort de sauver une vie, les professionnels de la santé peuvent être confrontés à des situations où un traitement pourrait causer plus de préjudice que de bien. Dans ces cas, il est essentiel de peser les bénéfices par rapport aux risques.

## 4. Justice :

Ce principe rappelle l'importance de traiter tous les patients équitablement et de leur donner ce dont ils ont besoin. En réanimation, cela pourrait se traduire par une allocation équitable des ressources rares, comme les lits en unité de soins intensifs ou les appareils de ventilation.

## 5. Confidentialité :

La confidentialité des informations médicales du patient est sacro-sainte. Les aides-soignants doivent veiller à ce que les informations sensibles ne soient pas divulguées inappropriément.

## 6. Prise de décision partagée :

Lorsque le patient ne peut pas exprimer ses souhaits, la famille ou le tuteur peut être impliqué dans le processus décisionnel. Il est essentiel de communiquer clairement, d'écouter leurs préoccupations et de les guider dans la compréhension des options de traitement.

## 7. Reconnaissance des limites de la médecine :

Il est crucial de reconnaître quand les interventions médicales n'apporteront plus de bénéfices et pourraient prolonger inutilement les souffrances. Dans ces moments, la décision de limiter ou d'arrêter un traitement peut être envisagée, toujours avec la consultation de la famille et dans le respect des souhaits du patient.

## 8. Formation éthique continue :

Face aux dilemmes éthiques, une formation régulière est essentielle pour permettre aux aides-soignants de réfléchir, de discuter et d'être à jour sur les questions éthiques en constante évolution.

Les principes éthiques en réanimation guident les aides-soignants à travers les défis uniques que présente cet environnement intense. Ils fournissent un cadre pour prendre des décisions réfléchies qui respectent le patient en tant qu'individu et favorisent le meilleur résultat possible dans des circonstances souvent difficiles.

# Consentement éclairé et autonomie du patient

L'un des principes fondamentaux de la pratique médicale moderne est le respect de l'individu. Au cœur de cette notion, on trouve les concepts de consentement éclairé et d'autonomie du patient. Ces idéaux garantissent que chaque individu ait un droit de parole dans les décisions concernant sa propre santé, tout en étant bien informé des enjeux et des conséquences.

L'autonomie du patient :
L'autonomie, c'est la capacité de prendre des décisions concernant sa propre vie. Dans le contexte médical, cela signifie que le patient a le droit de décider quel traitement, s'il y en a un, il souhaite recevoir. L'importance de l'autonomie découle de la valeur intrinsèque de chaque individu et du respect qui lui est dû en tant qu'être humain. Toutefois, l'exercice de cette autonomie repose sur deux éléments clés : la compétence (capacité de comprendre l'information et de prendre des décisions) et l'information.

Le consentement éclairé :
Le consentement éclairé est une pratique essentielle qui garantit que le patient est pleinement informé avant de donner son accord à tout traitement ou intervention médicale. Il se compose de trois éléments principaux :
- **Information** : Le professionnel de santé doit fournir au patient toutes les informations pertinentes sur le traitement proposé. Cela inclut les avantages, les risques, les alternatives possibles et les conséquences de ne pas suivre le traitement.

- **Compréhension** : Il ne suffit pas simplement de fournir des informations. Il faut s'assurer que le patient comprend pleinement les implications de sa décision.
- **Volonté** : La décision du patient de suivre ou non le traitement doit être prise sans contrainte ni influence extérieure. Elle doit être basée sur une réflexion personnelle et une évaluation des informations fournies.

En réanimation, où les patients sont souvent incapables de communiquer en raison de leur état, le consentement éclairé peut présenter des défis uniques. Les directives anticipées, où le patient a documenté ses souhaits en matière de soins en cas d'incapacité, peuvent aider. Dans les situations où il n'y a pas de directives anticipées, les professionnels de santé travaillent souvent en étroite collaboration avec la famille ou les représentants légaux du patient pour déterminer la meilleure voie à suivre, en gardant toujours à l'esprit l'intérêt supérieur du patient.

Le consentement éclairé et l'autonomie du patient sont plus que de simples formalités ou des étapes à cocher dans un processus. Ils représentent une profonde marque de respect pour chaque patient et une reconnaissance de leur droit à être au centre de toutes les décisions concernant leur propre corps et leur propre vie. En veillant à ce que ces principes soient toujours respectés, même dans l'environnement tumultueux de la réanimation, les professionnels de santé honorent le cœur même de la pratique médicale.

# Limitation
# et arrêt des thérapeutiques

Au cœur de la réanimation, les décisions complexes concernant la limitation ou l'arrêt des thérapeutiques sont fréquentes. Ces décisions, lourdes d'implications éthiques et médicales, nécessitent un délicat équilibre entre le respect de la dignité humaine, le souci du bien-être du patient et l'appréciation objective des réalités médicales.

La médecine moderne, avec ses avancées technologiques impressionnantes, a le pouvoir de maintenir la vie même dans des situations où le pronostic vital semble incertain. Cependant, prolonger la vie est-il toujours synonyme de prolonger le bien-être ou la qualité de vie ? Et à quel moment le maintien de la vie devient-il une prolongation de la souffrance ?

Interroger l'objectif du traitement :
Avant toute décision concernant la limitation ou l'arrêt d'une thérapeutique, il est essentiel d'interroger l'objectif du traitement. Est-il destiné à guérir, à stabiliser l'état du patient ou simplement à prolonger la vie sans réelle perspective d'amélioration de la qualité de vie ? La réponse à cette question peut grandement influencer la décision.

Une approche multidisciplinaire :
Une telle décision ne doit jamais reposer sur les épaules d'une seule personne. Elle doit être le fruit d'une concertation multidisciplinaire impliquant médecins, infirmiers, aides-soignants, psychologues, travailleurs sociaux et, bien sûr, la famille du patient. Chaque intervenant apporte une perspective unique, essentielle à une décision équilibrée.

La place de la famille et des directives anticipées :
La famille joue un rôle crucial dans ces décisions. Leurs sentiments, leurs espoirs et leurs peurs doivent être pris en compte. De plus, si le patient a rédigé des directives anticipées exprimant ses souhaits en matière de soins en cas d'incapacité, ces directives doivent être respectées.

La transition vers les soins palliatifs :
Si une décision de limitation ou d'arrêt des thérapeutiques est prise, elle doit s'accompagner d'un plan pour assurer des soins palliatifs appropriés. Le but n'est pas simplement d'arrêter un traitement, mais de veiller à ce que le patient reçoive des soins axés sur le confort, la douleur et le soutien émotionnel.

La limitation et l'arrêt des thérapeutiques en réanimation sont, sans aucun doute, parmi les défis les plus déchirants auxquels sont confrontés les professionnels de santé. Cependant, en s'appuyant sur des principes éthiques solides, une approche collaborative et une communication ouverte, ils peuvent naviguer dans ces eaux troubles avec intégrité et compassion, toujours dans le meilleur intérêt du patient.

## Situations délicates

La réanimation est un lieu de décisions médicales urgentes, de miracles cliniques, mais aussi de moments déchirants. Pour l'aide-soignant, il est courant de se trouver confronté à des situations délicates où les enjeux médicaux, émotionnels et éthiques s'entremêlent.

En entrant dans une chambre de réanimation, l'aide-soignant ne sait jamais totalement à quoi s'attendre. Il peut s'agir d'un patient qui se réveille et qui est désorienté, d'une famille angoissée cherchant des réponses, ou d'une équipe médicale en plein débat éthique sur le meilleur plan de soins.

Face à l'incertitude médicale :
Il arrive que le diagnostic d'un patient soit incertain ou que ses chances de récupération restent floues. Dans ces moments, l'aide-soignant doit offrir des soins rassurants, tout en restant neutre. Il doit également se préparer à répondre aux questions, souvent répétées, des proches, tout en orientant vers l'équipe médicale pour des informations détaillées.

Les dilemmes éthiques :
Certaines situations posent des questions profondes sur la valeur de la vie, le droit du patient à la dignité et le rôle de l'intervention médicale. Les choix concernant la poursuite, la limitation ou l'arrêt des soins peuvent diviser les équipes, les familles, et même le patient lui-même. Dans ces moments, l'aide-soignant doit respecter les directives et les décisions de l'équipe tout en offrant un soutien empathique aux personnes impliquées.

Conflits avec la famille :
Des tensions peuvent surgir entre l'équipe soignante et les proches du patient, notamment lorsque les attentes ne sont pas alignées ou lorsqu'il y a des malentendus concernant le plan de soins. L'aide-soignant doit être à l'écoute, tout en sachant quand il est approprié d'appeler un médiateur ou un responsable.

Les situations de fin de vie :
L'accompagnement en fin de vie est l'une des situations les plus délicates en réanimation. Faire face à la mort, offrir un soutien à une famille en deuil, tout en garantissant que le patient décède dans la dignité et le confort, demande une combinaison de compétences techniques et humaines.

Un soutien continu :
Au-delà des compétences cliniques, la capacité de l'aide-soignant à naviguer dans ces situations délicates repose sur son propre bien-être émotionnel. Un soutien continu, la formation et la supervision, ainsi que des espaces pour décompresser et partager, sont essentiels pour assurer un soin patient de qualité, même dans les moments les plus difficiles.

## Dilemmes éthiques courants

Dans l'univers cliniquement complexe de la réanimation, l'aide-soignant est régulièrement confronté à des dilemmes éthiques. Ces situations, souvent imprévues, ébranlent les certitudes et posent des questions profondes sur la nature même de la médecine et sur la dignité humaine.

Imaginez entrer dans une chambre et vous retrouver devant un patient qui, bien que sous sédation, semble manifestement en détresse. Ou bien, pensez à ces moments où une famille, terrifiée à l'idée de perdre un proche, s'oppose à l'équipe médicale sur le meilleur chemin à suivre. Ces scènes, bien que courantes en réanimation, nécessitent non seulement des compétences techniques, mais également une sensibilité éthique.

L'un des dilemmes les plus courants concerne la prolongation de la vie face à une qualité de vie réduite. Jusqu'où va-t-on pour maintenir en vie un patient ? Est-ce dans son intérêt, ou répond-on davantage à une volonté de la famille ou à une impulsion médicale ? La frontière entre le "peut" et le "doit" en matière médicale peut parfois être floue.

Il y a aussi des situations où les souhaits du patient ne sont pas clairement connus. Sans directives anticipées ou en l'absence d'un tuteur légal, les décisions peuvent devenir source de tension entre l'équipe médicale et les proches. Qui a vraiment le dernier mot lorsqu'il s'agit de décider du sort d'un patient ?

L'aide-soignant, bien qu'il ne soit pas en première ligne pour prendre ces décisions, est néanmoins profondément touché par leurs implications. C'est lui qui voit, au quotidien, la souffrance, l'espoir, le désespoir, et c'est souvent à lui que les familles se confient, cherchant une oreille attentive ou une parole réconfortante.

Naviguer à travers ces dilemmes éthiques demande du courage, de l'empathie, et un soutien constant de la part des collègues et de la direction. Pourtant, c'est aussi dans ces moments d'incertitude que l'importance cruciale du rôle de l'aide-soignant en réanimation est mise en lumière, rappelant que derrière chaque décision, chaque geste médical, il y a une vie humaine et une histoire à respecter.

## Confrontation avec les croyances et valeurs des patients/familles

Le monde de la réanimation est un creuset d'émotions, où se mêlent espoir, désespoir, attente et résignation. Au cœur de cette tempête émotionnelle se trouve l'aide-soignant, souvent le premier contact des familles et des patients. Mais la complexité de la réanimation ne réside pas seulement dans la gravité des cas médicaux ; elle réside également dans la diversité des croyances, des valeurs et des cultures des patients et de leurs familles. Et ces croyances peuvent parfois entrer en conflit avec les protocoles médicaux, les décisions cliniques et même les convictions personnelles de l'aide-soignant.

Imaginons la scène : une famille refuse une transfusion sanguine pour leur proche, une intervention potentiellement salvatrice, en raison de leurs croyances religieuses. Ou un patient qui, malgré la gravité de son état, refuse tout traitement médical, convaincu que seule la prière peut le sauver. Comment l'aide-soignant doit-il réagir face à ces choix qui, de son point de vue clinique, peuvent sembler contraires à l'intérêt du patient ?

La première étape consiste à reconnaître et à respecter ces croyances, même si elles diffèrent des siennes. La médecine est une science, mais elle est aussi un art, et elle doit être adaptée à la singularité de chaque individu, à son histoire, à ses valeurs. Mais ce respect ne signifie pas pour autant l'acceptation passive de toutes les décisions. L'aide-soignant doit aussi jouer un rôle de médiateur, facilitant le dialogue entre la famille, le patient et l'équipe médicale. L'objectif n'est pas de convaincre, mais de comprendre, d'informer et de trouver un terrain d'entente.

Mais parfois, malgré tous les efforts, le consensus reste hors d'atteinte. Dans ces moments-là, l'aide-soignant doit se rappeler que son rôle n'est pas de juger, mais d'accompagner. D'accompagner le patient dans ses choix, aussi difficiles soient-ils, et d'accompagner la famille dans leur douleur, leur incompréhension, leur espoir.

Cette confrontation avec les croyances et les valeurs des patients et de leurs familles est l'un des aspects les plus délicats de la profession d'aide-soignant. Elle demande une grande ouverture d'esprit, une capacité d'écoute et une force intérieure pour ne pas se laisser submerger par ses propres émotions. Mais c'est aussi une des facettes les plus enrichissantes de ce métier, offrant une fenêtre sur la diversité de l'expérience humaine et rappelant, jour après jour, que la médecine est d'abord et avant tout une affaire de cœur.

# Chapitre 12 :
# ÉVOLUTION PROFESSIONNELLE
# ET FORMATION CONTINUE

## Possibilités de spécialisation

La médecine de réanimation, tout comme d'autres domaines de la santé, est en constante évolution, repoussant continuellement les frontières du possible. Dans ce cadre dynamique, la profession d'aide-soignant se diversifie également, offrant une pléthore d'options pour ceux qui cherchent à se spécialiser et à apporter une valeur ajoutée à leur carrière.

- **Réanimation cardiaque** : Au cœur de cette spécialisation se trouve le cœur lui-même. L'aide-soignant spécialisé dans ce domaine travaille en étroite collaboration avec des cardiologues et des chirurgiens cardiaques, se concentrant sur les patients qui ont subi une chirurgie cardiaque, une crise cardiaque ou d'autres affections cardiaques graves.

- **Réanimation neurologique** : Ici, l'accent est mis sur les patients qui ont des troubles du système nerveux, qu'il s'agisse de traumatismes cérébraux, d'AVC ou de maladies neurodégénératives.

- **Réanimation pédiatrique** : S'occuper des plus jeunes patients en réanimation est un défi à part entière. L'anatomie, la physiologie et les besoins émotionnels des enfants diffèrent grandement de ceux des adultes, nécessitant une formation et une approche spécifiques.

- **Réanimation néonatale** : Encore plus spécialisée, cette branche se consacre aux soins des nouveau-nés qui nécessitent une prise en charge intensive, souvent en raison de naissances prématurées ou de complications à la naissance.

- **Réanimation respiratoire** : Avec un accent sur les poumons et la ventilation, cette spécialisation s'occupe des patients qui ont des problèmes respiratoires aigus ou chroniques, qu'il s'agisse de BPCO, d'asthme sévère ou d'autres affections pulmonaires.

- **Réanimation des grands brûlés** : Cette spécialisation se focalise sur les patients ayant subi des brûlures majeures, nécessitant des soins intensifs pour gérer la douleur, prévenir les infections et faciliter la guérison.

- **Réanimation traumatologique** : Ici, l'aide-soignant se spécialise dans la prise en charge des patients ayant subi des traumatismes majeurs, que ce soit à la suite d'accidents de voiture, de chutes ou d'autres événements violents.

- **Formation en communication et soutien psychologique** : Au-delà des soins physiques, la dimension émotionnelle et psychologique est cruciale en réanimation. Une formation spécialisée dans la communication, l'écoute active ou le soutien psychologique peut être extrêmement bénéfique.

- **Technologie et innovation en réanimation** : Pour ceux qui sont passionnés par les avancées technologiques, se spécialiser dans la maîtrise des derniers appareils et innovations en réanimation peut être une voie passionnante.

Il convient de noter que la spécialisation peut nécessiter une formation complémentaire, souvent proposée par les établissements de santé eux-mêmes ou par des organismes professionnels. Se spécialiser offre non seulement l'opportunité d'acquérir des compétences pointues, mais aussi d'apporter une contribution significative dans un domaine particulier, tout en enrichissant sa carrière et en offrant de nouvelles perspectives d'évolution professionnelle.

# Formation en réanimation pédiatrique, cardiaque, etc.

Dans le monde médical, une spécialisation permet d'accéder à des connaissances pointues et à des compétences spécifiques nécessaires pour traiter des cas particuliers. Le travail en réanimation ne fait pas exception à cette règle. La formation spécialisée en réanimation offre aux aides-soignants l'opportunité d'approfondir leurs compétences dans des domaines précis, répondant ainsi aux besoins spécifiques des patients qu'ils soignent. Chaque spécialisation en réanimation est une aventure en soi, faite de challenges, d'apprentissages et de gratifications.

- Réanimation pédiatrique :
  - *Contenu* : centré sur l'enfant depuis sa naissance jusqu'à l'adolescence, abordant l'anatomie, la physiologie et les pathologies spécifiques à cette tranche d'âge.
  - *Compétences spécifiques* : surveillance et intervention en cas de détresse respiratoire, prise en charge des infections graves, gestion des traumatismes chez l'enfant, etc.
  - *Défis particuliers* : gestion de la douleur, communication avec un enfant, collaboration avec les parents et les familles.
- Réanimation cardiaque :
  - *Contenu* : centré sur le cœur et les pathologies cardiaques.
  - *Compétences spécifiques* : surveillance du rythme cardiaque, prise en charge en cas d'infarctus ou d'arrêt cardiaque, collaboration

avec les cardiologues et chirurgiens cardiaques.

- *Défis particuliers* : rapidité d'intervention, maîtrise des techniques de réanimation cardio-respiratoire.

- Réanimation neurologique :
  - *Contenu* : axé sur le système nerveux, incluant le cerveau, la moelle épinière et les nerfs périphériques.
  - *Compétences spécifiques* : prise en charge des AVC, des traumatismes crâniens, surveillance neurologique.
  - *Défis particuliers* : communication avec des patients potentiellement non-réactifs, travail en collaboration avec les neurologues.
- Réanimation des grands brûlés :
  - *Contenu* : centré sur la prise en charge des patients ayant subi des brûlures majeures.
  - *Compétences spécifiques* : soins des plaies, prévention des infections, gestion de la douleur.
  - *Défis particuliers* : soins longue durée, collaboration avec les chirurgiens plasticiens.

Chaque formation spécialisée demande un investissement en temps, en énergie et parfois en ressources financières. Cependant, ces investissements se traduisent souvent par une meilleure qualité de soins pour les patients, une plus grande satisfaction professionnelle pour l'aide-soignant, et de meilleures opportunités de carrière.

Le choix d'une spécialisation doit être mûrement réfléchi, prenant en compte à la fois les affinités personnelles, les opportunités professionnelles et les besoins du milieu de la santé. En fin de compte, chaque spécialisation offre l'occasion d'approfondir ses connaissances, d'affiner ses compétences et de faire une réelle différence dans la vie des patients.

# Rôle de l'aide-soignant spécialisé

Le rôle d'un aide-soignant spécialisé en réanimation est d'une complexité unique. Il va au-delà des fonctions basiques du métier, nécessitant des compétences et une connaissance approfondies d'un secteur spécifique des soins critiques. Cette expertise se traduit souvent par une meilleure qualité de soins et une prise en charge plus adaptée des patients. Le rôle de l'aide-soignant spécialisé, tout en restant centré sur le bien-être du patient, s'articule autour de plusieurs axes principaux.

- Maîtrise technique approfondie :
    - L'aide-soignant spécialisé possède une compétence approfondie dans les techniques et procédures liées à sa spécialisation. Cela peut inclure la prise en charge de blessures spécifiques, la gestion de machines spécialisées ou la surveillance de symptômes particuliers.
- Collaboration avec une équipe multidisciplinaire :
    - Au sein d'une unité spécialisée, l'aide-soignant travaille en étroite collaboration avec des médecins, infirmiers, thérapeutes et autres professionnels ayant des expertises particulières. Cette collaboration est essentielle pour offrir une prise en charge holistique du patient.
- Éducation et formation continue :
    - L'évolution constante des techniques médicales et des équipements nécessite une mise à jour régulière des connaissances. L'aide-soignant spécialisé est souvent tenu de suivre des formations continues pour rester à la pointe de sa spécialité.

- Communication spécialisée :
    - Que ce soit avec les patients, les familles ou l'équipe médicale, l'aide-soignant spécialisé utilise un langage et des termes propres à sa spécialité, nécessitant une clarté et une précision dans la communication.
- Soutien émotionnel adapté :
    - Les patients en unités spécialisées sont souvent confrontés à des situations médicales complexes ou à des diagnostics graves. L'aide-soignant joue un rôle crucial en fournissant un soutien émotionnel adapté à ces situations, en comprenant les enjeux spécifiques de sa spécialité.
- Engagement éthique :
    - L'aide-soignant spécialisé est souvent confronté à des dilemmes éthiques complexes, liés à sa spécialité. Il doit être capable de naviguer dans ces situations avec intégrité, tout en tenant compte des protocoles et des directives éthiques établies.

Le rôle de l'aide-soignant spécialisé en réanimation est donc multifacette. Il s'agit non seulement de fournir des soins de qualité, mais aussi de s'adapter à l'environnement en constante évolution de la médecine spécialisée. Ce positionnement unique au carrefour des soins, de la technologie et de l'éthique fait de l'aide-soignant spécialisé un pilier essentiel de l'équipe de réanimation.

## La valeur de la formation continue

La formation continue est bien plus qu'un simple rafraîchissement des connaissances; elle est le pouls qui maintient le professionnalisme vivant dans le monde médical, surtout dans des domaines aussi vitaux que la réanimation. Cette quête incessante d'apprentissage et de perfectionnement façonne non seulement l'expertise individuelle, mais redéfinit aussi le paysage entier des soins de santé.

Imaginez un instrument de musique. Même le violon le plus exquis, s'il n'est pas accordé régulièrement, perd de sa justesse. De la même manière, un aide-soignant, malgré une formation initiale solide, doit s'accorder par le biais de la formation continue pour rester harmonieux dans sa pratique. Cela s'explique par plusieurs raisons essentielles. D'abord, la médecine est une science évolutive. Les découvertes médicales émergent chaque jour, et les protocoles qui étaient standards hier peuvent être dépassés aujourd'hui. La formation continue garantit que l'aide-soignant ne reste pas en arrière, mais avance au rythme de ces changements, offrant ainsi les meilleurs soins possibles aux patients.

Ensuite, face à la diversité des patients et à la multiplicité des cas, chaque expérience est une leçon. La formation continue permet de capitaliser sur ces leçons, offrant un espace pour la réflexion, l'analyse et l'adaptation. C'est une occasion de convertir l'expérience quotidienne en une connaissance structurée.

De plus, la formation continue ne se limite pas seulement à la mise à jour des compétences techniques. Elle s'attaque aussi aux aspects psychologiques et émotionnels du métier. Comment gérer le stress ou la fatigue? Comment communiquer efficacement avec des patients en détresse ou des familles anxieuses? Ces questions, tout aussi cruciales, trouvent leurs réponses dans la formation continue.

Enfin, au-delà de la compétence individuelle, la formation continue cultive un esprit de camaraderie et de collaboration. Elle crée un espace où les aides-soignants

peuvent partager, apprendre les uns des autres et se soutenir mutuellement. C'est cette synergie qui renforce l'efficacité d'une équipe, rendant la somme de ses membres plus grande que leurs contributions individuelles.
Ainsi, la valeur de la formation continue dépasse largement le simple acte d'apprendre. Elle est une affirmation du dévouement de l'aide-soignant à son métier, une promesse à ses patients d'offrir des soins de la plus haute qualité, et un engagement envers soi-même de ne jamais cesser de grandir professionnellement. Dans le rythme effréné de la réanimation, la formation continue est la mélodie qui guide, inspire et élève.

## Actualisation des compétences

Dans le monde dynamique et en constante évolution de la médecine, l'actualisation des compétences n'est pas seulement recommandée, elle est vitale. Pour l'aide-soignant en réanimation, le panorama médical, technologique et éthique change rapidement, et il est crucial de rester informé et formé pour offrir des soins de qualité.

L'actualisation des compétences est comparable à la navigation : les cartes maritimes doivent être régulièrement mises à jour pour refléter les changements dans les voies navigables. Sans ces mises à jour, un marin risque de se retrouver en danger, ou pire, de mettre d'autres en danger. Pour l'aide-soignant, ce danger se traduit par une prise en charge moins efficace, voire incorrecte, du patient.
Alors, pourquoi est-il si crucial d'actualiser régulièrement ses compétences ?

**1. La science évolue** : Les protocoles médicaux d'hier peuvent être différents de ceux d'aujourd'hui. De nouvelles études et recherches transforment constamment notre compréhension des maladies, des traitements et des meilleures pratiques. Être à jour signifie garantir que les patients bénéficient des connaissances et des compétences les plus actuelles.

**2. L'arrivée de nouvelles technologies** : Du développement de nouveaux équipements de surveillance à l'essor de la télémédecine, l'actualisation des compétences permet à l'aide-soignant de se familiariser et de maîtriser ces outils.

**3. Les défis émotionnels et psychologiques** : Les techniques de communication, la gestion du stress et la prise en charge de soi sont des domaines qui bénéficient également de nouvelles approches et stratégies. Apprendre à les intégrer améliore non seulement la qualité des soins prodigués, mais aussi le bien-être de l'aide-soignant.

**4. La réglementation et les lois** : L'environnement juridique de la santé peut également évoluer. Être à jour avec les dernières réglementations protège l'aide-soignant, le patient et l'institution.

**5. La dynamique d'équipe** : Le travail en réanimation est hautement collaboratif. En actualisant ses compétences, l'aide-soignant renforce également sa capacité à travailler en synergie avec ses collègues, qu'il s'agisse de médecins, d'infirmières ou d'autres professionnels de la santé.

L'actualisation des compétences est un engagement continu, un voyage qui ne s'achève jamais vraiment. Mais c'est un voyage enrichissant, car chaque étape renforce la capacité de l'aide-soignant à faire une réelle différence dans la vie des patients. Et en fin de compte, n'est-ce pas là le cœur même de la vocation médicale ?

# Opportunités de carrière

L'univers de la réanimation, bien qu'exigeant, ouvre une multitude de portes à l'aide-soignant. Chaque jour en réanimation est une leçon, une opportunité de croissance personnelle et professionnelle. Mais au-delà des compétences quotidiennes, le champ d'expertise acquis peut conduire à diverses opportunités de carrière.

**1. Spécialisations**: L'aide-soignant peut opter pour des spécialités en réanimation telles que la réanimation cardiaque, neurologique, pédiatrique ou néonatale. Chaque spécialité propose des défis uniques, offrant une chance d'approfondir ses connaissances et d'élargir son spectre de compétences.

**2. Enseignement et mentorat**: Après avoir accumulé de l'expérience, l'aide-soignant peut choisir de guider la prochaine génération. En devenant formateur ou mentor, on partage son savoir, ses compétences et son expérience avec les futurs professionnels.

**3. Gestion et leadership**: Avec le temps, un aide-soignant expérimenté peut aspirer à des rôles de gestion, comme celui de superviseur ou coordinateur d'équipe. Ces rôles demandent non seulement des compétences cliniques, mais aussi des compétences en management et en communication.

**4. Recherche clinique**: Si la curiosité et le désir de contribuer à l'évolution du domaine médical sont présents, l'aide-soignant peut s'orienter vers la recherche clinique. Participer à des études, travailler aux côtés de chercheurs, ou même conduire des enquêtes sur des pratiques spécifiques, toutes ces avenues sont possibles.

**5. Consultation**: Avec une expertise bien établie, l'aide-soignant peut offrir ses services en tant que consultant, aidant les institutions à mettre en place ou à améliorer leurs pratiques en réanimation.

**6. Travail à l'étranger**: La compétence en réanimation est universelle. L'aide-soignant peut envisager de travailler à l'étranger, que ce soit pour des missions humanitaires, pour des institutions internationales ou simplement pour découvrir de nouvelles cultures médicales.

**7. Formation continue**: La poursuite d'études supérieures ou d'autres certifications peut ouvrir encore plus de portes. Certains aides-soignants peuvent même décider de retourner à l'école pour devenir infirmiers, techniciens médicaux ou s'orienter vers d'autres spécialités.

La clé de ces opportunités réside dans la passion pour le métier, la volonté d'apprendre continuellement et le désir de fournir les meilleurs soins possibles. La réanimation est un domaine qui offre non seulement une chance de faire une différence dans la vie des patients, mais aussi d'explorer de nombreuses avenues passionnantes tout au long de sa carrière.

# CONCLUSION

## La fierté d'être
## aide-soignant en réanimation

Dans le vaste monde médical, la réanimation est souvent perçue comme l'un des environnements les plus intenses et exigeants. C'est un lieu où chaque seconde compte, où les marges d'erreur sont infimes et où les vies sont constamment en jeu. Être aide-soignant dans un tel cadre requiert bien plus que des compétences techniques : cela demande du courage, de l'empathie, de la résilience et un engagement indéfectible envers chaque patient.

Chaque journée en réanimation est parsemée de défis. Mais avec ces défis viennent des moments de triomphe inégalés, des moments où la vie triomphe face à l'adversité. Ces moments sont le fruit du travail acharné et dévoué non seulement des médecins et des infirmières, mais aussi des aides-soignants, qui sont souvent les premiers à interagir avec le patient, et les derniers à quitter leur chevet.

Être aide-soignant en réanimation, c'est être le pilier sur lequel reposent de nombreux aspects des soins aux patients. C'est garantir que chaque patient soit traité avec dignité et respect, quelles que soient les circonstances. C'est souvent être le premier visage que voit un patient lorsqu'il se réveille, et la main rassurante qui le guide à travers ses moments les plus vulnérables.

La fierté d'être aide-soignant en réanimation provient également de la capacité à travailler au sein d'une équipe multidisciplinaire, où chaque membre joue un rôle crucial. Les aides-soignants sont les yeux et les oreilles de l'équipe, constamment en alerte pour repérer les signes de détresse et assurer que chaque patient reçoit les soins dont il a besoin.

Mais peut-être que le plus grand honneur et la source de fierté la plus profonde résident dans la confiance que les patients et leurs familles accordent aux aides-soignants. Dans leurs moments les plus critiques, ces familles remettent la vie de leurs proches entre les mains de l'équipe de réanimation, faisant confiance à leur expertise, à leur compassion et à leur dévouement.

Enfin, la fierté d'être aide-soignant en réanimation découle de la croissance personnelle que ce rôle apporte. Chaque expérience, chaque interaction avec un patient est une leçon d'humanité. C'est un rappel constant de la fragilité de la vie, mais aussi de sa beauté et de sa résilience.
La réanimation n'est pas pour les âmes sensibles. Elle demande du cœur, de la force et de la persévérance. Mais pour ceux qui sont appelés à ce travail, elle offre également une opportunité inégalée d'avoir un impact profond et durable sur la vie des gens. C'est un travail qui, bien fait, mène non seulement à la gratitude des patients, mais aussi à une satisfaction personnelle qui nourrit l'âme.

## Les défis et les récompenses du métier

Lorsqu'on parle de réanimation, on évoque souvent une symphonie continue entre le défi et la récompense. Chaque jour, les aides-soignants en réanimation sont confrontés à des situations qui testent à la fois leurs compétences professionnelles et leur force émotionnelle. Mais parmi ces défis émergent des moments de lumière, des triomphes silencieux qui marquent profondément ceux qui œuvrent dans ce domaine.

Les défis :

- **Intensité émotionnelle :** L'un des défis les plus imposants est sans doute la charge émotionnelle qui accompagne le travail en réanimation. Voir des patients dans des états critiques, être témoin de leur douleur et de leur détresse, et parfois assister à leur dernier souffle peut peser lourdement sur le cœur.
- **Charge de travail :** La nature imprévisible de la réanimation signifie que les aides-soignants doivent être constamment sur le qui-vive, prêts à réagir à une multitude de situations.
- **Complexité des soins :** Avec les avancées technologiques et médicales, la complexité des soins s'accroît. Les aides-soignants doivent constamment mettre à jour leurs connaissances et s'adapter aux nouvelles techniques et technologies.
- **Interactions difficiles :** Que ce soit avec des patients anxieux, des familles bouleversées ou même avec d'autres membres du personnel médical sous pression, naviguer dans ce réseau relationnel est un défi constant.

Les récompenses :

- **Sauver des vies :** Il n'y a probablement pas de plus grande récompense que de contribuer directement à sauver une vie ou à améliorer la qualité de vie d'un patient.
- **Reconnaissance :** Bien que souvent discrets dans leur rôle, les aides-soignants reçoivent régulièrement la gratitude des patients et de leurs familles pour leurs efforts inestimables.
- **Croissance personnelle :** Face à tant de défis, les aides-soignants développent une résilience et une profondeur émotionnelle qui enrichissent leur caractère.
- **Camaraderie :** Travailler dans un environnement aussi intense crée des liens solides entre les

membres de l'équipe. Cette camaraderie est une source de soutien et d'encouragement, permettant aux aides-soignants de surmonter les jours les plus difficiles.

- **Satisfaction professionnelle :** Malgré les défis, la capacité d'avoir un impact aussi profond sur la vie des gens apporte une immense satisfaction. Chaque geste, chaque parole réconfortante, chaque minute passée au chevet d'un patient contribue à faire une différence.

En fin de compte, le rôle de l'aide-soignant en réanimation est une danse constante entre l'ombre et la lumière. Les défis sont réels et parfois écrasants, mais les récompenses, qu'elles soient palpables ou intangibles, font de ce métier l'une des vocations les plus nobles et les plus gratifiantes qui soient.

# Glossaire des termes médicaux courants en réanimation

- **Adrénaline :** Hormone et neurotransmetteur utilisé en médication d'urgence pour traiter les arrêts cardiaques et les réactions allergiques graves.
- **Anesthésie :** Perte de sensation, généralement induite pour permettre des interventions chirurgicales.
- **Arythmie :** Rythme cardiaque irrégulier ou anormal.
- **Asystolie :** Absence de contraction cardiaque, souvent appelée "ligne plate".
- **Bronchoscope :** Appareil permettant de visualiser l'intérieur des voies respiratoires.
- **Cathéter :** Tube souple inséré dans le corps pour administrer ou retirer des liquides.
- **Défibrillateur :** Appareil utilisé pour délivrer un choc électrique au cœur dans le but de restaurer un rythme cardiaque normal.
- **ECMO (Oxygénation par Membrane Extracorporelle) :** Technique utilisée pour prendre en charge les fonctions cardiaques et pulmonaires des patients dont les organes sont gravement atteints.
- **Endotrachéal :** Relatif à l'intérieur de la trachée, souvent utilisé en référence à l'intubation.
- **Hémodynamique :** Etude des forces impliquées dans la circulation du sang.
- **Hypoxie :** Manque d'oxygène dans les tissus.
- **Intubation :** Insertion d'un tube dans la trachée pour aider à la respiration.
- **Ischémie :** Diminution ou arrêt de l'apport sanguin vers une partie du corps, généralement en raison d'une obstruction.
- **Oxymètre de pouls :** Dispositif utilisé pour mesurer la saturation en oxygène du sang.
- **PAO2 :** Pression partielle d'oxygène, souvent mesurée dans le cadre des tests de gaz du sang.

- **PEEP (Pression Expiratoire Finale Positive) :** Technique respiratoire utilisée pour maintenir les alvéoles pulmonaires ouvertes.
- **Réanimation cardio-pulmonaire (RCP) :** Procédure d'urgence visant à restaurer la fonction cardiaque et pulmonaire.
- **Sédatif :** Médicament utilisé pour calmer un patient ou le rendre somnolent.
- **Tachycardie :** Rythme cardiaque anormalement rapide.
- **Ventilation mécanique :** Utilisation d'une machine pour aider ou remplacer la respiration naturelle d'un patient.

Ce glossaire est loin d'être exhaustif, mais il offre une vue d'ensemble de certains des termes clés rencontrés fréquemment en réanimation. Pour une compréhension plus approfondie, une consultation avec des professionnels médicaux ou une recherche approfondie sur chaque terme est recommandée.

# Ressources pour la formation continue et le développement professionnel

Naviguer dans l'environnement complexe et en constante évolution de la réanimation nécessite une quête continue de connaissances et de compétences. Voici une liste des ressources essentielles pour aider les aides-soignants à se perfectionner et à évoluer professionnellement :

- Formations et cours certifiants :
  - *Programmes universitaires ou écoles spécialisées* : Nombre d'institutions proposent des diplômes ou des certificats en soins infirmiers ou en aide-soignant avec une spécialisation en réanimation.

- *Cours en ligne* : Sites tels que Coursera, Udemy, et Khan Academy offrent des cours liés aux soins infirmiers et à la médecine, souvent enseignés par des experts de renom.
- Ateliers et séminaires :
  - Participer à des ateliers ou à des séminaires locaux et internationaux permet d'acquérir des compétences pratiques et de se mettre à jour sur les dernières avancées.
- Associations professionnelles :
  - *Société de Réanimation de Langue Française (SRLF)* : Propose des formations, des séminaires, et des conférences.
  - *Association des Infirmières et Infirmiers en Soins Intensifs (AISI)* : Offre des ressources, des formations, et des opportunités de réseautage.
- Publications spécialisées :
  - S'abonner à des journaux médicaux et des revues spécialisées pour se tenir informé des dernières recherches et découvertes dans le domaine.
- Applications et outils numériques :
  - Des applications telles que Medscape ou Epocrates peuvent aider à consulter rapidement des informations médicales, des interactions médicamenteuses, et d'autres données cruciales.
- Participation à des conférences :
  - Assister à des conférences nationales ou internationales sur les soins intensifs et la réanimation pour élargir ses connaissances, rencontrer des experts, et échanger avec des pairs.
- Ressources en ligne :
  - Forums, blogs, et sites web dédiés aux professionnels de la réanimation sont des trésors d'informations et de conseils pratiques.

- Mentorat :
    - Trouver un mentor expérimenté dans le domaine qui peut fournir des conseils, partager son expérience, et guider dans le développement professionnel.
- Simulations médicales :
    - Certains centres proposent des simulations pour pratiquer des scénarios d'urgence en toute sécurité, ce qui est précieux pour renforcer les compétences.
- Livres et manuels :
- Investir dans des ouvrages de référence et des manuels spécialisés pour avoir une source fiable d'information à portée de main.
- Groupes d'étude :
- Collaborer avec des collègues pour créer des groupes d'étude; cela peut aider à renforcer les connaissances et à partager les expériences.

Enfin, il est essentiel de s'accorder du temps pour la réflexion et la consolidation des connaissances. La formation continue est un voyage, et chaque expérience, qu'elle soit formelle ou informelle, contribue à façonner un professionnel compétent et bien informé.

Retrouvez chacun de mes livres publiés sur Amazon sur le lien suivant :

**https://www.amazon.fr/dp/B0CLKV57WM**

Pour un prix unitaire beaucoup plus intéressant, vous pouvez également acheter l'intégralité de mes livres en format e-books (pdf) sur le site internet suivant :

**http://espaceformation-as.com**

Avec toute ma considération…